U0297710

# 上消化道早期癌

## 内镜病例图谱

SHANGXIAOHUADAO ZAOQIAI
NEIJING BINGLI TUPU

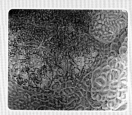
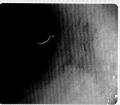
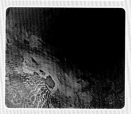
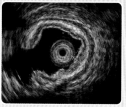
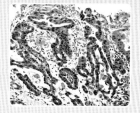

主　编　黄晓俊　李玉民
副主编　杨丽虹　朱　薇　郝晋雍　刘子燕
编　者（以姓氏笔画为序）
　　　　于　忆　马珲敏　王　伟　王　芳　王　祥
　　　　王鹏飞　孔桂香　刘　涛　冯　洁　冯美蓉
　　　　冯彦虎　张燕宁　胡洁琼　高丽萍　蒋　涛
　　　　樊　红　魏丽娜

科学出版社
北京

# 内 容 简 介

本书分为早期食管癌篇及早期胃癌篇，以典型病例形式，从病变的白光内镜、色素内镜、窄带光谱内镜、放大内镜、超声内镜，到内镜下治疗，结合术后病理评估，采用图片与文字描述（注释）方式，反映早期病变诊治过程。本书诊疗思路清晰、内容详实、图文并茂，有助于消化内镜医师在上消化道早期癌规范化诊治过程中参考。

**图书在版编目（CIP）数据**

上消化道早期癌内镜病例图谱 / 黄晓俊，李玉民主编. —北京: 科学出版社，2019.4

ISBN 978-7-03-060911-3

Ⅰ.①上… Ⅱ.①黄… ②李… Ⅲ.①消化系肿瘤－内窥镜检－图谱 Ⅳ.① R735.04-64

中国版本图书馆 CIP 数据核字（2019）第 051371 号

责任编辑：王灵芳 / 责任校对：郑金红
责任印制：肖 兴 / 封面设计：华图文轩

**版权所有，违者必究。未经本社许可，数字图书馆不得使用**

科学出版社 出版

北京东黄城根北街 16 号
邮政编码：100717
http:// www.sciencep.com

三河市春园印刷有限公司 印刷
科学出版社发行 各地新华书店经销

\*

2019 年 4 月第 一 版 开本：787×1092 1/16
2019 年 9 月第二次印刷 印张：11 1/4
字数：252 000
定价：118.00 元

（如有印装质量问题，我社负责调换）

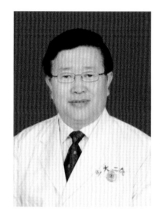

黄晓俊　主任医师，教授，博士生导师。兰州大学第二医院消化科主任、医保处处长、兰州大学第二医院消化内镜中心主任。甘肃省第一层次领军人才。中华医学会消化内镜学分会委员，甘肃省医学会消化内镜专业委员会前任主任委员，甘肃省消化内镜质量控制中心主任，甘肃省消化内镜工程研究中心主任。全国卫生系统先进工作者。精通消化疾病的诊断与治疗，尤其擅长消化道早期癌内镜下诊断与治疗及ERCP、ESD、POEM、STER等技术。荣获甘肃省科学技术进步奖一等奖1项、三等奖1项；获甘肃省医学科技奖特等奖1项；国家专利2项。发表论文100余篇。

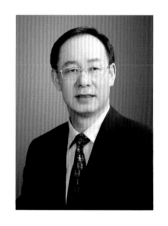

李玉民　主任医师，教授，博士生导师，卫生部有突出贡献中青年专家，享受国务院政府特殊津贴专家。中华医学会器官移植学分会委员、肝移植学组副组长，中国医师协会器官移植医师分会常务委员、肝移植专业委员会副主任委员，中国医师协会外科医师分会肝脏外科医师委员会副主任委员，中国医师协会内镜医师分会常务委员、腹腔镜专业委员会（学组）副主任委员。担任国家级规划教材《外科学》及39种国内外学术杂志编委或审稿专家。获得省科技进步奖一等奖等21项科研教学奖励，申报国家专利7项。主编、参编英文专著3部，参编国家级教材3部、中文专著3部，共发表258篇学术论文，其中SCI论文76篇，核心期刊论文182篇。培养博士后5名，博士生41名，硕士生73名，培养了一批优秀的外科学术骨干和学科带头人。荣获全国医药卫生系统先进个人、医院服务改革创新人物奖、中国医院优秀院长、最具领导力的中国医院院长等多项荣誉。

我国甘肃省武威地区是胃癌高发区之一，特殊的地理环境导致该地区经济落后，大多数患者往往在出现进食不畅、呕血等明显临床症状后才就诊行胃镜检查，而此时病灶已处于进展期而丧失了最佳治疗时机，结果令人惋惜。而早期食管癌、早期胃癌患者经干预后，5 年生存率可达 90% 以上。为了让更多的患者受益，十几年前我走访武威地区，并与之结下不解之缘。

10 多年前当地内镜设备落后，内镜医师知识储备欠佳，但当地医师对于发现早期癌的热情令人为之动容。尤其是兰州大学第二医院消化科主任黄晓俊教授，他提出发现早期癌的重要性——"发现一例早癌，挽救一条生命，拯救一个家庭"，这句话目前已传遍大江南北，成为全中国内镜医师的信念。与黄晓俊教授相识相知后，深感我们对于消化道肿瘤诊治的观点是一致的，着重开展对地方民众早期癌的普查，着重提高内镜医师的诊治水平是非常重要的。但消化道肿瘤的早期诊治仍任重道远，尤其在10 多年前民众对于消化道肿瘤的认识度不高、内镜医师诊断水平也有待提高的情况下，普查项目开展艰难。但黄晓俊教授率领团队怀着造福广大民众的初心，数十年如一日地辗转于当地的基层医院，手把手对内镜医师进行培训，亲自给当地民众进行早期癌重要性的宣教。目前基层医院设备已明显改善，内镜医师的水平大幅度提高，早期癌检出率显著提高，同时积累的精美图片为年轻的内镜医师提供了宝贵的学习资料。

我详读了这本书，其诊疗思路清晰，图片翔实、精美，内镜图像结合病理结果，描述准确。总之，上消化道早期癌依病理细胞生长不同，形态会发生变化，要不断累积经验，出版更多图谱供临床学习交流，此书可以帮助内镜医师在平时的工作中对比学习，培养规范化的早期癌诊治流程。

于岚

2018.6.

食管癌、胃癌是世界公认的恶性肿瘤，严重危害人类健康。我国食管癌、胃癌的发病率和死亡率位居世界前列，甘肃省武威等地区更是食管癌、胃癌的高发区。消化道恶性肿瘤发病机制复杂，在短期内通过干涉恶性肿瘤的发病机制以实现消化道恶性肿瘤发病率下降的可能性不大，所以遵从"三早原则"，早发现、早诊断、早治疗，降低恶性肿瘤的死亡率才是关键所在。

我国内镜事业起步较早，早在20世纪50年代初期，甘肃省兰州医学院附属第二医院（现兰州大学第二医院）消化科主任杨英福教授率先开展了中国第1例胃镜检查。近年来我国内镜事业发展迅猛，许多医院内镜设备更新换代，拥有了高清内镜、染色内镜、放大内镜、超声内镜、共聚焦内镜等国际先进设备，提高了早期消化道恶性肿瘤的检出率，但相比较邻国日本和韩国仍有很大差距。我个人认为主要原因是我国地域广，内镜医师的诊疗水平良莠不齐，不能充分应用这些"利器"，尤其内镜事业的主力军——基层医院的内镜医师更是很少或者几乎没有经过规范化诊疗的培训，没有明确的早期消化道肿瘤规范化诊疗书籍进行学习借鉴，所接受的内镜知识比较碎片化，知识更新缓慢，往往出现早期病灶近在眼前却不认识的情况，此时就需要阅读大量的有关早期消化道肿瘤的图谱，对比参照已明确诊断的早期癌图片进行识图及描述诊断学习。

笔者所在的甘肃省是食管癌、胃癌高发区，多年来我们坚持不懈下到基层，对当地民众进行科普宣教恶性肿瘤早诊早治的重要性；对基层内镜医师手把手指导内镜操作及开办骨干医师培训班，达到理论、实践两手抓。在多方面的支持下，大量早期病患得到及时诊治，同时我们累积了近万幅珍贵的图片，并且学习国内外先进技术及理念，不断完善内镜诊治的规范化流程。我们以追求早期消化道肿瘤规范化诊疗为目的，如白光发现病灶，窄带光谱内镜（NBI）结合放大内镜明确病灶性质；利用染色内镜、超声内镜，以及相应的操作技巧判断病灶浸润深度，进而选择干预方式，最终结合术后病理整体了解病灶并对照内镜下图片进行总结学习，整理为内部教材供基层骨干医师借鉴学习。

一例完整的病例从发现到确诊、最终干预治疗需要经过多位内镜医师及不同型号设备，并且近几年我们自身也在不断地学习，所以图片质量难以保证每幅都很精美。因此，精选我院较为规范化诊治的完整病例（早期食管癌病例 40 例，早期胃癌病例 49 例）整理为图谱与同道共享，认识食管和胃早期恶性肿瘤的多面性。因著者水平有限，书中不当之处，恳请同道批评指正。

黄晓俊

2018 年 5 月于兰州至公堂

# 目 录

## 第一部分　早期食管癌病例

## 第二部分 早期胃癌病例

第一部分

早期食管癌病例

1

**病例 1** 徐 ××，男，65 岁，主因"间断上腹胀 2 年"

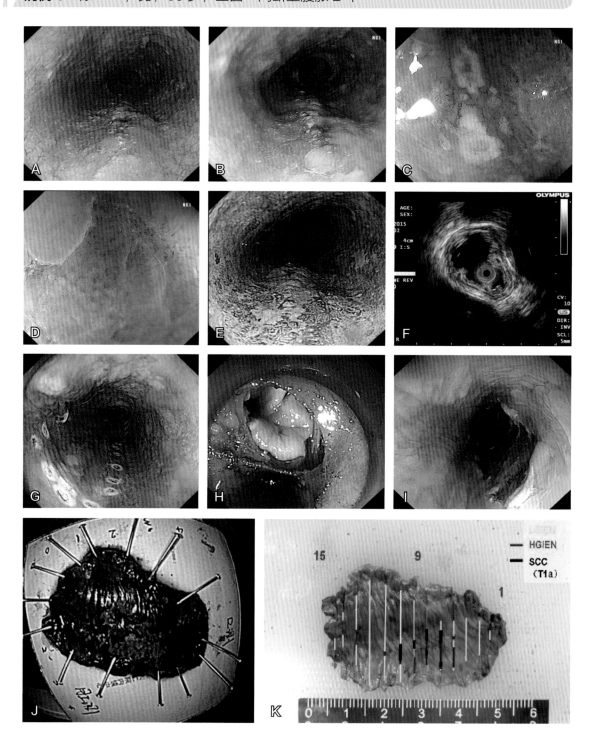

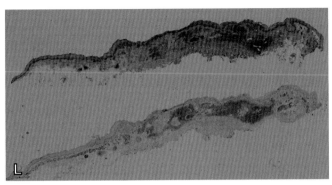
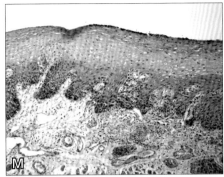
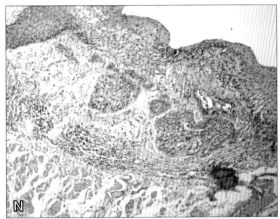
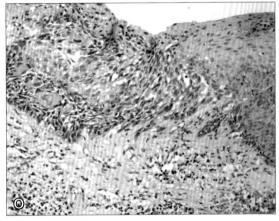

图 1-1 A. 白光：食管黏膜粗糙，片状表面粗糙呈细颗粒样，血管纹理消失，边界不清晰；B. NBI 见粗糙黏膜呈茶褐色；C、D. NBI+ 放大：IPCL 极向紊乱，IPCL 延长，部分呈Ⅳ型；E. 碘染色：粗糙黏膜呈淡染色；F. EUS：食管层次结构清晰，病变处黏膜增厚，黏膜下层完整；G. 围绕病变外缘 2mm 处进行点标记；H. 剥离黏膜层建立隧道；I. 完整剥离病变后的创面；J. 固定 ESD 切除标本，再次碘染色明确病变完整切除；K. 病变黏膜复原图；L～O. ESD 术后病理结果：（食管 ESD 切除标本）鳞状上皮高级别上皮内瘤变，部分区域为浸润性鳞状细胞癌，癌浸润至黏膜固有层深部（0-Ⅱb+Ⅱc，T1a-MM），病变区面积 20mm×8mm，脉管腔内未见瘤栓，高级别上皮内瘤变区距离侧切缘最近处 0.4cm（9 号切片），周围食管黏膜呈低级别上皮内瘤变，侧切缘及垂直切缘未见癌细胞侵及（0-Ⅱb+Ⅱc，20mm×8mm，T1a-MM，ly0，v0，LM-，VM-）

**病例 2** 贾××，男，66 岁，主因"间断腹痛 2 周"

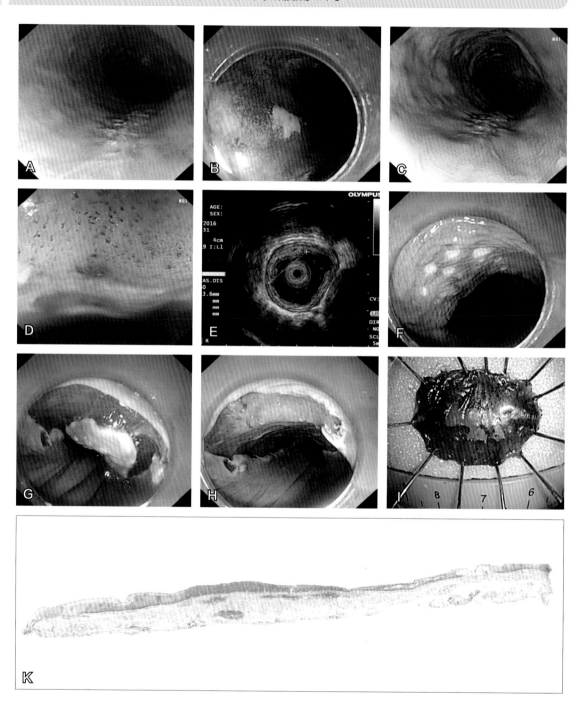

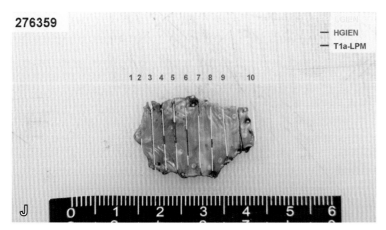

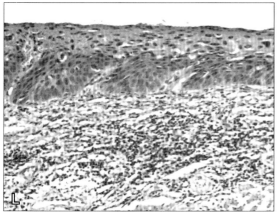
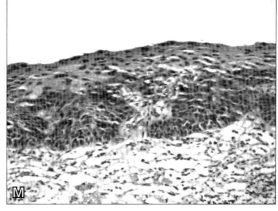

图 1-2　A. 白光见纵行地图状黏膜病变，表面粗糙；B. 1.5% 卢戈液染色后病变处呈不规则不染区；C. NBI 病变呈茶褐色；D. NBI+ 放大：病变局部 IPCL 极性消失，扭曲、增粗；E. EUS：病变处管壁略增厚，以第一层为主，呈低回声，黏膜下层连续完整，周边未探及肿大淋巴结；F. 围绕病变外缘 2mm 处进行点标记；G. 标记点外缘约 2mm 处切开黏膜层，剥离病变；H. 完整剥离病变后的创面；I. 固定 ESD 切除标本，碘染再次明确病变完整切除；J. ESD 术后标本还原图；K ~ M. ESD 术后病理结果：（食管距门齿 27 ~ 29cmESD 术切除标本）鳞状细胞癌，大部分区域为原位癌，局部发生早期浸润（0- Ⅱ b，T1a-LPM），包括原位癌在内的病变面积为 11mm×8mm（4 ~ 6 号、8 号切片），脉管腔内未见瘤栓，侧切缘、垂直切缘未见癌侵及（0 ~ Ⅱ b，T1a-LPM，ly0，v0，LM-，VM-）

**病例3** 陈××，女，73岁，主因"间断反酸1年"

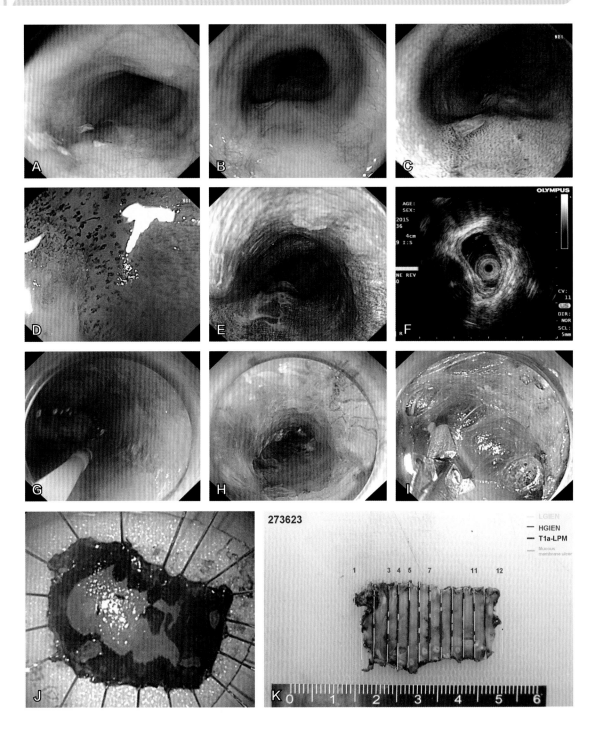

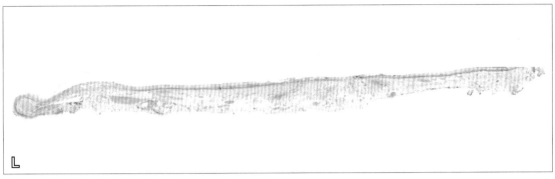

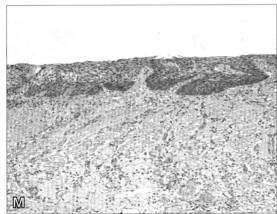
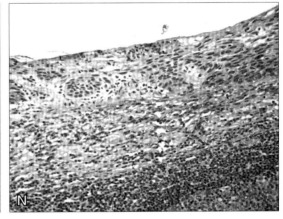

图 1-3 A、B. 白光见食管后壁处片状黏膜粗糙、略凹陷，见 3 处约 0.2cm×0.3cm 大小浅溃疡形成；C. NBI 清晰显示病变，溃疡边缘呈茶褐色；D. NBI+ 放大：IPCL B1 型；E. 碘染色：病变处不染色；F. EUS：病变处局部黏膜层增厚，其余管壁层次结构完整；G. 围绕病变外缘 3mm 处进行点标记；H. 采用建立隧道技术剥离病变；I. 用热活检钳处理黏膜下血管；J. 固定 ESD 切除标本，碘液再次染色明确病变完整切除；K. ESD 术后标本还原图；L～N. ESD 术后病理结果：（食管中段 ESD 标本）鳞状细胞癌，癌浸润至黏膜固有层（0- Ⅱ b+ Ⅱ c，T1a-LPM），包括原位癌在内的病变面积为 20mm×10mm，脉管腔内未见瘤栓，原位癌距离侧切缘最近处 0.6cm（4 号切片），侧切缘局部鳞状上皮呈中度异型增生，垂直切缘未见癌侵及（0- Ⅱ b+ Ⅱ c，20mm×10mm，T1a-LPM，ly0，v0，VM-）

**病例4** 仇××，男，47岁，主因"胸骨后不适1个月余"

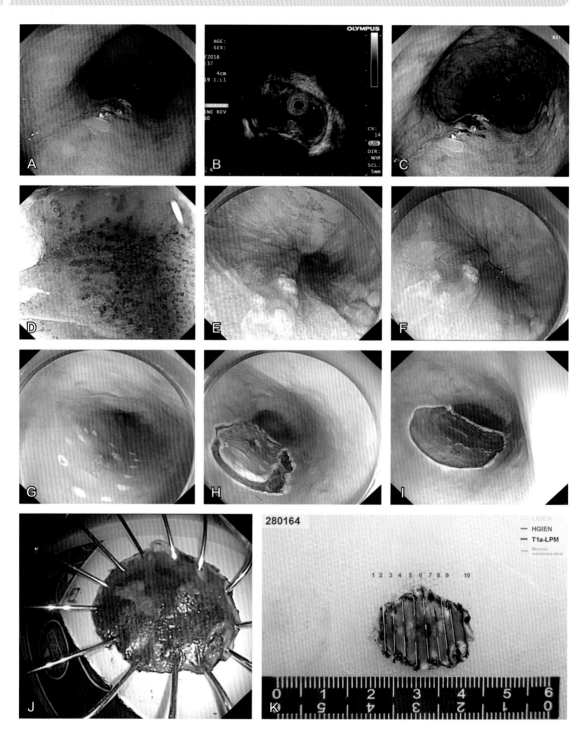

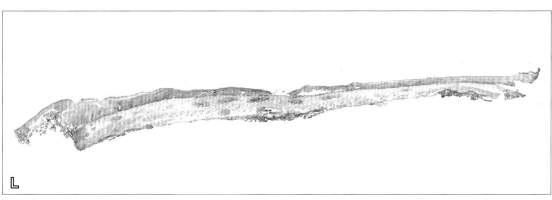

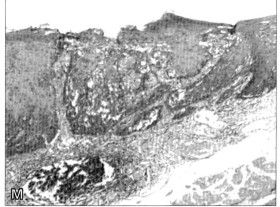

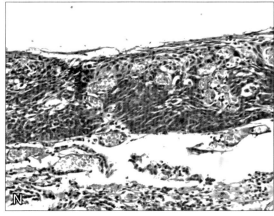

图 1-4　A. 白光：食管不规则片状黏膜粗糙、发红；B. EUS：病变处前两层结构融合增厚呈低回声，黏膜下层连续完整，周边未探及肿大淋巴结；C. NBI 显示病变呈茶褐色；D. NBI+ 放大：IPCL 极性消失，扭曲、增粗呈 B1 型；E. 碘染色：病变处不染色，2 分钟后病变局部见粉红色征；F. 略注气后病变柔软度可，较前平展；G. 围绕病变外缘 2 ～ 3mm 处进行点标记；H. 标记点外缘约 2mm 处切开黏膜层，剥离病变；I. 完整剥离病变后的创面；J. 固定 ESD 切除标本，再次卢戈液碘染明确病变完整切除；K. ESD 术后标本还原图；L ～ N. ESD 术后病理结果：（食管 ESD 术切除标本）原位鳞状细胞癌（3 ～ 7 号切片），局部出现早期浸润（7 号切片，0- Ⅱ a+ Ⅱ b，T1a-EP/LPM），癌灶局部溃疡形成（6 号切片）；包括原位癌在内的病灶面积为 11mm×5mm；脉管腔内未见瘤栓，原位癌距离侧切缘最近处 4mm（3 号切片），侧切缘及垂直切缘未见癌侵及

**病例 5** 赵 ××，女，58 岁，主因"间断胸骨后疼痛不适伴反酸 2 个月余"

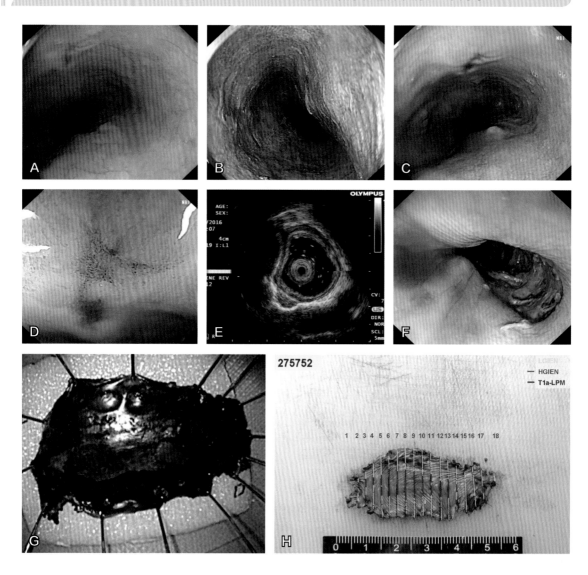

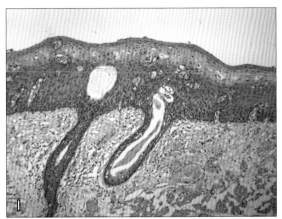 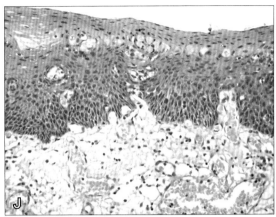

图 1-5　A. 白光见纵行黏膜发红，中央略凹陷；B. 1.5% 卢戈液染色后病变处不染；C. NBI 病变呈茶褐色；D. NBI+ 放大：局部 IPCL 聚集，略增粗、扭曲；E. EUS：病变处行超声观察，管壁层次清晰存在，未见异常回声改变；F. 完整剥离病变后的创面；G. 固定 ESD 切除标本，碘染再次明确病变完整切除；H. ESD 术后标本还原图；I、J. ESD 术后病理结果：（食管距门齿 30 ～ 34cmESD 术切除标本）鳞状细胞癌，大部分区域为原位癌，局部出现早期浸润（0- Ⅱ b，T1a-LPM），异型细胞累及导管，包括原位癌在内的病灶面积为 16mm×9mm，高级别上皮内瘤变区距侧切缘最近处 1mm（8 号切片），侧切缘及垂直切缘未见癌侵及（0- Ⅱ b，16mm×9mm，T1a-LPM，LM-，VM-）

**病例6** 王××，男，59岁，主因"间断上腹部疼痛不适10年余，加重伴恶心1个月"

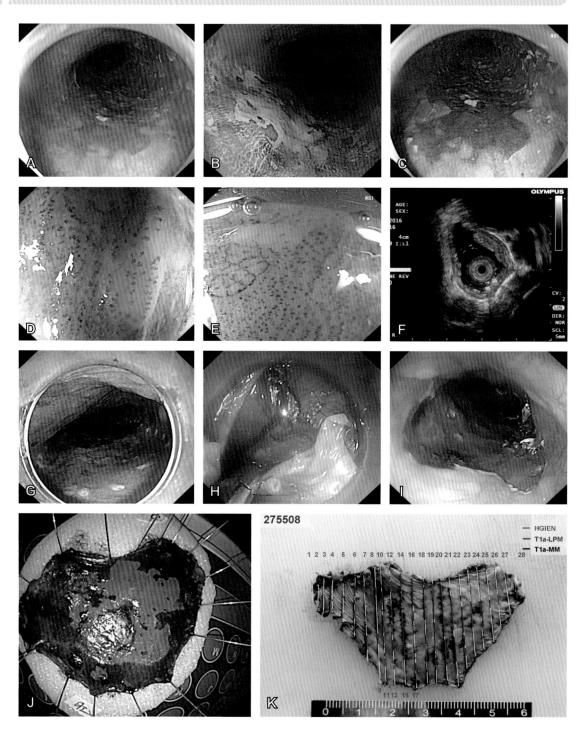

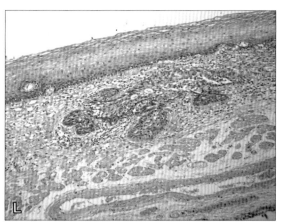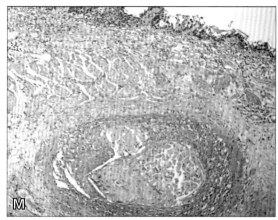

图 1-6　A．白光：食管后壁地图状黏膜粗糙，色泽发红，约占据管腔周径 1/3；B．1.5% 卢戈液染色后病变处呈不规则淡染区；C．NBI：病变呈茶褐色；D、E．NBI+ 放大：病变 IPCL 呈Ⅳ、Ⅴ 1 型；F．EUS：病变处黏膜层增厚，第 1、2 层层次结构不清，呈低回声，黏膜下层完整连续，其余各层层次结构清晰，壁外未见肿大淋巴结；G．围绕病变外缘 2mm 处进行点标记；H．用热活检钳处理黏膜下粗大血管；I．完整剥离病变后的创面；J．固定 ESD 切除标本，碘染再次明确病变完整切除；K．ESD 术后标本还原图；L、M．ESD 术后病理结果：（食管距门齿 29 ～ 34cmESD 术切除标本）糜烂型鳞状细胞癌，大部分区域为原位癌，部分区域出现早期浸润，局部浸润至黏膜固有层深部（10 号切片），异型细胞累及导管（1、6、10、16、18、19、26 号切片），包括原位癌在内的病灶面积为 29mm×28mm，原位癌距侧切缘最近处 1mm（19 号切片），小静脉腔内见瘤栓（20 号切片），垂直切缘未见癌侵及（0-Ⅱ b+Ⅱ c，29mm×28mm，T1a-LPM，ly0，V+，VM-）

**病例 7** 岳××，男，66 岁，主因"间断腹痛伴反酸 1 个月"

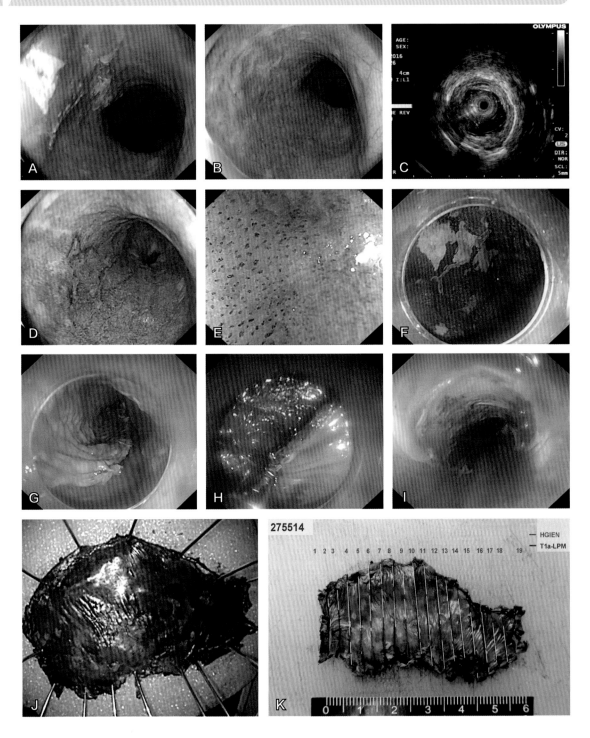

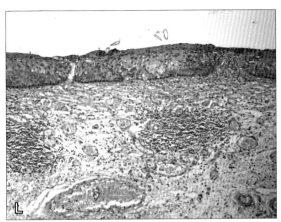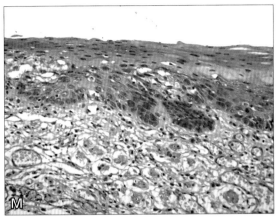

图 1-7　A．白光：食管见宽约 1.5cm 不规则黏膜粗糙，表面附着白色物可冲去；B．冲去白色附着物后见病变黏膜局部小溃疡形成；C．EUS：病变处管壁层次结构完整，黏膜层增厚，黏膜下层连续、完整，壁外未见肿大淋巴结；D．NBI：病变呈茶褐色；E．NBI+ 放大：病变 IPCL 呈Ⅵ、Ⅴ 1 型；F．1.5% 卢戈液染色后病变处呈不规则淡染区；G．围绕病变外缘 2mm 处进行点标记，标记点外缘约 2mm 处切开黏膜层，剥离病变；H．用热活检钳处理渗血部位；I．完整剥离病变后的创面；J．固定 ESD 切除标本，碘染再次明确病变完整切除；K．ESD 术后标本还原图；L、M．ESD 术后病理结果：（食管距门齿 31 ～ 37cmESD 术切除标本）鳞状细胞癌，大部分区域为原位癌，局部发生早期浸润（0-Ⅱb，T1a-LPM），包括原位癌在内的病变面积为 24mm×11mm（4 ～ 9 号、11 ～ 12 号切片），异型细胞累及导管，脉管腔内未见瘤栓，5 ～ 8 号切片邻近侧切缘黏膜变性脱落，无法判断切缘状况、垂直切缘未见癌侵及（0-Ⅱb，T1a-LPM，ly0，v0，VM-）

**病例 8** 祁 × ×，男，52 岁，主因"间断腹部胀痛 1 年，加重 1 个月"

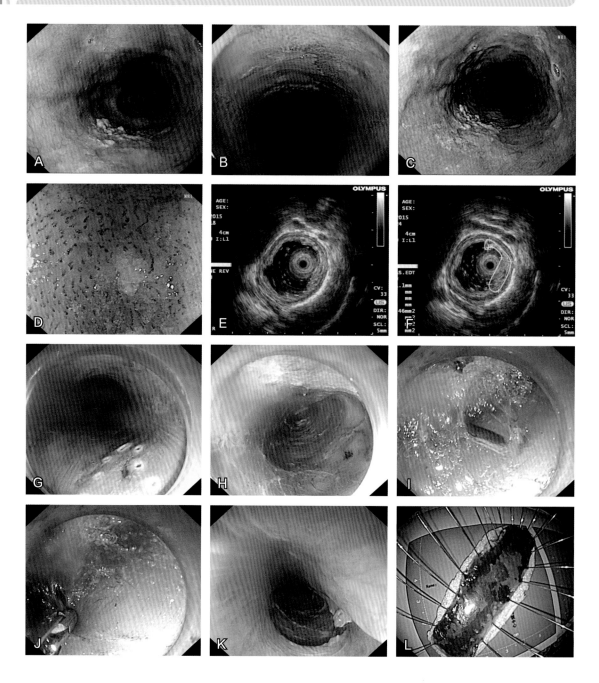

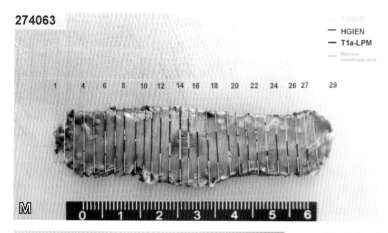

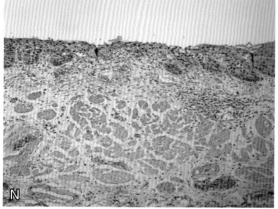

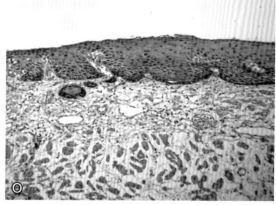

图 1-8　A. 白光：见地图状黏膜粗糙，表面附着颗粒样白色物质，用水冲洗无法脱落；B. 用 1.5% 卢戈液碘染色后呈淡染，边界清晰；C. NBI 清晰显示病变粗糙；D. NBI+ 放大：白色物质间见 IPCL 轻度扭曲、扩张呈Ⅲ～Ⅳ型；E、F. EUS：病变处前两层结构融合增厚呈低回声，局灶侵及黏膜下层，周边未探及肿大淋巴结；G. 围绕病变外缘 2mm 处进行点标记；H. 建立黏膜下隧道，完整剥离病变；I、J. 用热活检钳处理黏膜下粗大血管；K. 完整剥离病变后的创面；L. 固定 ESD 切除标本，次碘染；M. ESD 术后标本还原图；N、O. ESD 术后病理结果：（食管中段 ESD 标本）鳞状细胞癌，癌浸润至黏膜固有层（0-Ⅱb+Ⅱc，T1a-LPM），包括原位癌在内的病变面积分别为 30mm×15mm（8～20 号切片），11mm×8mm（23～27 号切片），脉管腔内未见癌栓，原位癌距离侧切缘最近处 2mm（14 号切片），侧切缘、垂直切缘未见癌侵及 [0-Ⅱb+Ⅱc，30mm×15mm（8～20 号切片），11mm×8mm（23～27 号切片），T1a-LPM，ly0，v0，LM-，VM- ]

**病例9** 常××，男，52岁，主因"间断反酸1年，加重1个月"

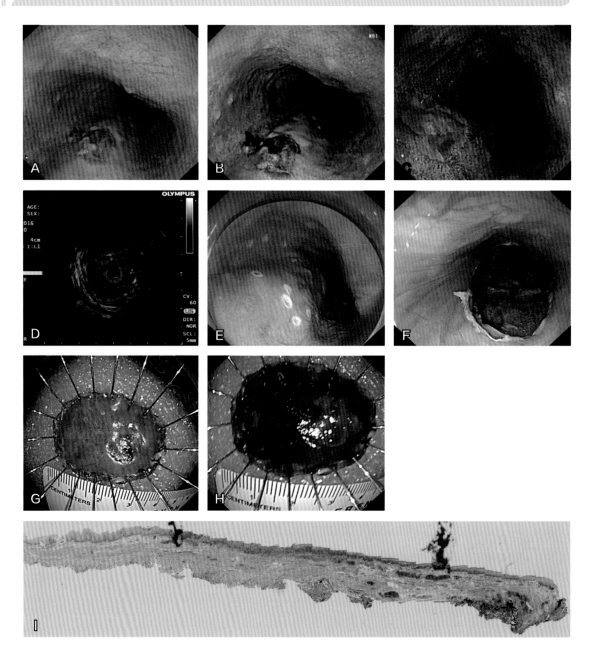

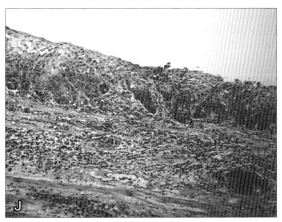
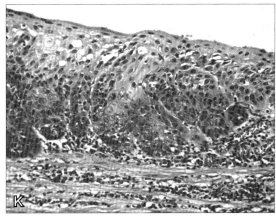

图 1-9　A. 白光：见不规则黏膜粗糙略凹陷、色泽发红，口侧端局部呈结节样隆起；B. NBI 清晰显示病变呈茶褐色；C. 用 1.5% 卢戈液碘染色后病灶呈淡染，边界清晰；D. EUS：食管病变处黏膜增厚，呈低回声，黏膜下层连续完整，周边未探及肿大淋巴结；E. 围绕病变外缘 2mm 处进行点标记；F. 完整剥离病变后的创面；G、H. 固定 ESD 切除标本，再次碘染；I～K. ESD 术后病理结果：（食管 ESD 术黏膜切除标本）鳞状细胞原位癌（4～8 号切片），局部侵犯黏膜固有层（LPM，6～7 号切片，Ⅱb，10mm×9mm），表面糜烂，脉管腔内未见瘤栓；6～9 号切片见溃疡，考虑与前次活检相关，17 号切片上皮局部呈中 - 重度异型增生，癌周鳞状上皮呈低级别上皮内瘤变（2～17 号切片），水平切缘（8 号切片，6mm）及垂直切缘未见癌侵及

**病例10** 罗××，女，52岁，主因"体检发现食管病变1周"

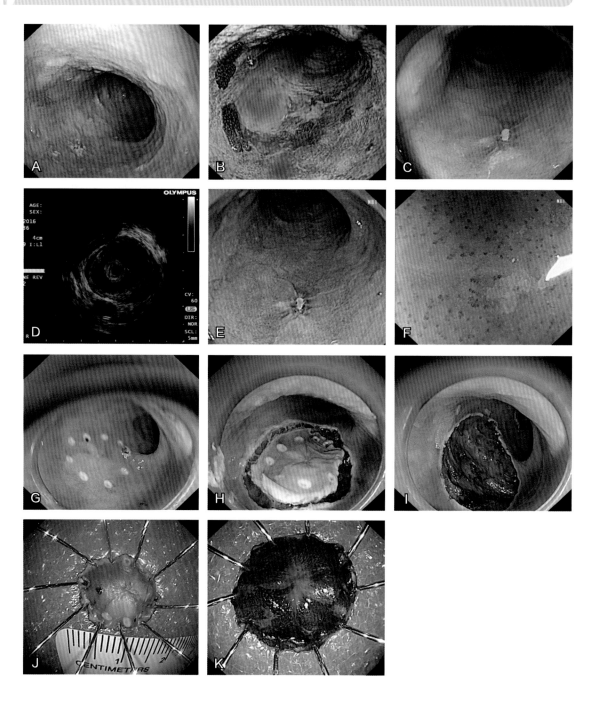

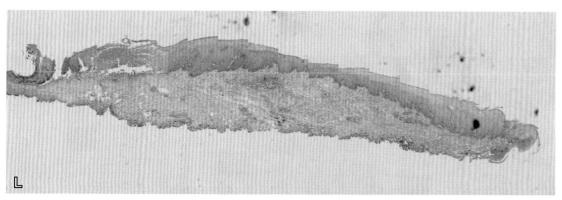

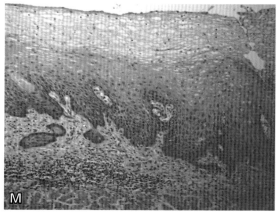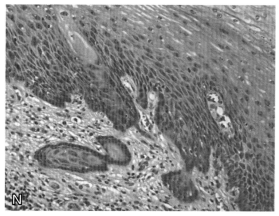

图 1-10　A．白光：见一约 3mm×3mm 片状黏膜粗糙呈细颗粒样，色泽发白；B．用 1.5% 卢戈液碘染色后呈淡染，边界清晰；C．白光：超声胃镜检查时原病灶处取活检后溃疡形成；D．EUS：食管中段病变处前两层结构融合增厚呈低回声，黏膜下层连续完整，周边未探及肿大淋巴结；E、F．NBI+ 放大：溃疡周边呈茶褐色，IPCL 轻度扭曲、扩张呈 B1 型；G．围绕病变外缘 2mm 处进行点标记；H．标记点外缘约 2mm 处切开黏膜层，剥离病变；I．完整剥离病变后的创面；J、K．固定 ESD 切除标本，再次碘染；L～N．ESD 术后病理结果：（食管 ESD 术黏膜切除标本）鳞状细胞原位癌（3 号切片、5 号切片、6 号切片局部），局部侵犯黏膜固有层（3 号切片，LPM，Ⅱ b，6mm×4mm），脉管腔内未见瘤栓；4 号切片上皮下见纤维瘢痕，考虑与前次活检相关，癌周鳞状上皮呈低级别上皮内瘤变（2～7 号切片），水平切缘（3 号切片，3mm）及垂直切缘未见癌侵及

**病例 11** 白××，男，52 岁，主因"间断反酸 1 年，加重 1 个月"

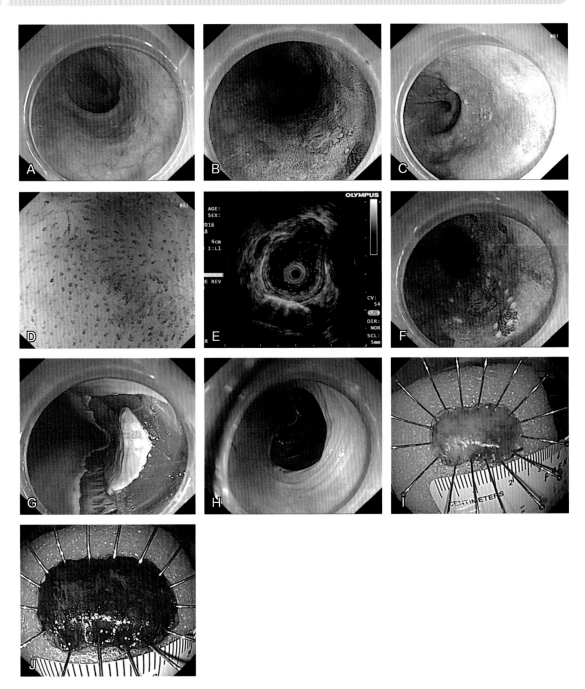

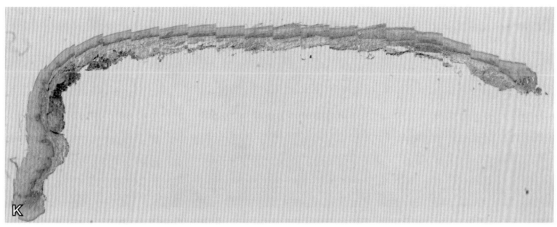

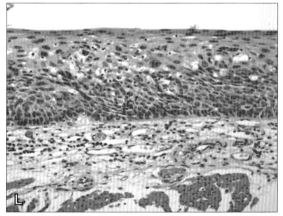
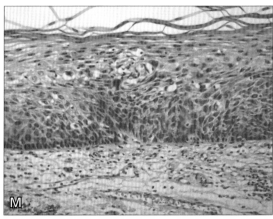

图 1-11 A. 白光：片状黏膜粗糙，边界不清；B. 用 1.5% 卢戈液碘染色后见不规则黏膜呈淡染，边界清晰；C. NBI 见片状黏膜略呈淡茶褐色，局部类圆形黏膜粗糙；D. NBI+ME：IPCL 轻度扭曲、扩张；E. EUS：食管距门齿 32cm 病变处超声探查病变处管壁层次结构完整，未见异常回声；F. 围绕病变外缘 2mm 处进行点标记；G. 标记点外缘约 2mm 处切开黏膜层，剥离病变；H. 完整剥离病变后的创面；I、J. 固定 ESD 切除标本，再次碘染；K ～ M. ESD 术后病理结果：（食管 ESD 黏膜切除标本）高级别上皮内瘤变 ［日本标准：原位鳞状细胞癌，M1，Ⅱ b（7 ～ 12 号切片），8mm×5mm］，周围呈低级别上皮内瘤变（2 ～ 12 号切片），水平切缘（5mm，10 号切片）及基底切缘未见瘤变上皮残留

**病例 12** 罗××，男，48 岁，主因"间断反酸 1 年"

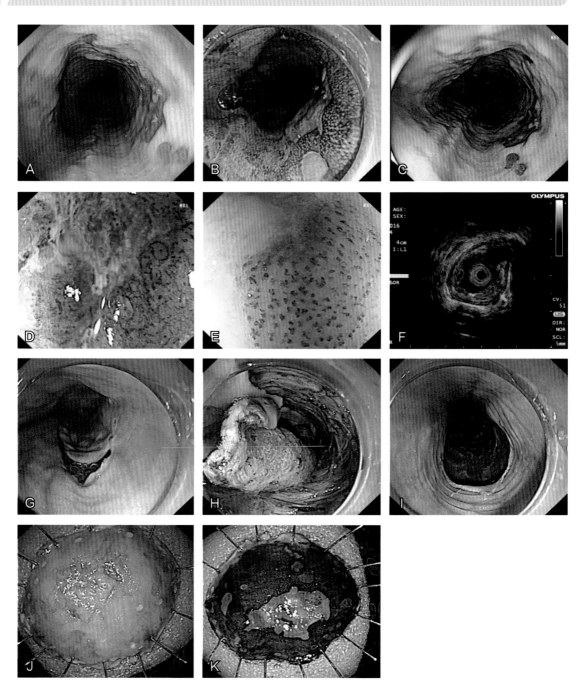

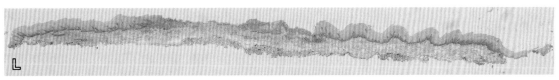

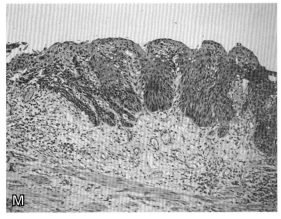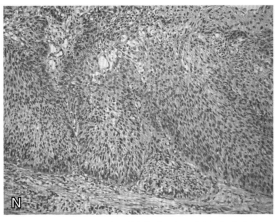

图 1-12　A．白光：不规则片状黏膜发红，略凹陷，表面凹凸不平，周边见散在类圆形片状黏膜发红、凹陷；B．用 1.5% 卢戈液碘染色后呈淡染，边界清晰；C．NBI 清晰显示病变呈茶褐色；D、E．NBI+ME：IPCL 扭曲、扩张呈 B1 型；F．EUS：超声探查病变处黏膜层增厚呈低回声，局部黏膜下层有断裂（箭头），其余管壁层次结构完整；G、H．围绕病变外缘 2mm 处进行点标记，标记点外缘约 2mm 处切开黏膜层，剥离病变；I．完整剥离病变后的创面；J、K．固定 ESD 切除标本，再次碘染；L～N．ESD 术后病理结果：（食管中下段）食管多发性鳞状细胞癌，最大病灶癌大部分浸润至黏膜固有层（6～14 号切片，Ⅱc+Ⅱb 型），局部浸润至黏膜肌层（12 号切片），表面糜烂、伴表浅溃疡（7～10 号切片）形成；其余两个病灶大部分为原位癌，局部浸润至黏膜固有层（7～8 号切片、16～17 号切片，Ⅱc 型）；脉管腔内未见瘤栓，水平切缘局部见低级别上皮内瘤变，水平切缘（癌距水平切缘最近处 7mm，7 号切片）及垂直切缘未见癌侵及

**病例 13** 潘 × ×，男，50 岁，主因"体检发现食管病变 1 周"

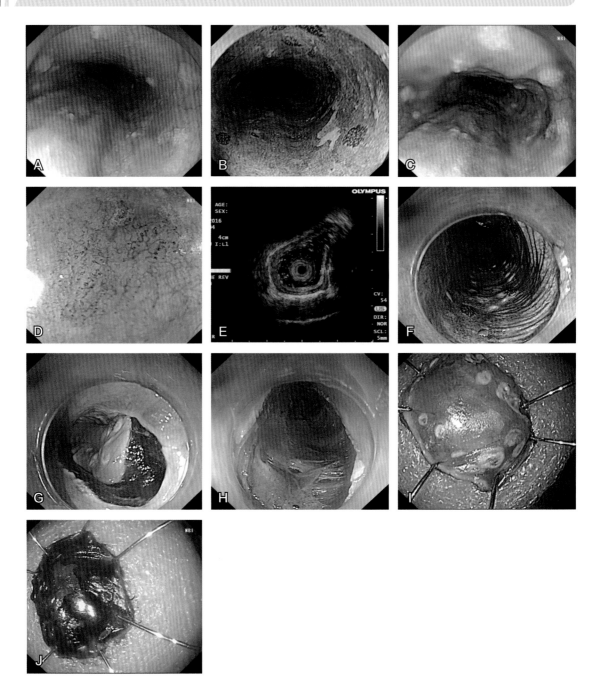

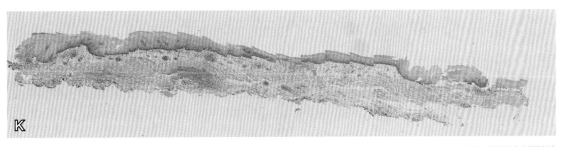

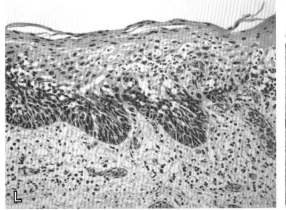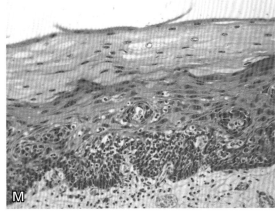

图 1-13　A. 白光：后壁见一约 3mm×2mm 片状黏膜发红，血管纹理模糊；B. 用 1.5% 卢戈液碘染色后呈淡染，边界清晰；C. NBI 见病变处呈淡茶褐色；D. NBI+ 放大：病变处散在 IPCL 轻度扭曲、扩张；E. EUS：食管上段病变处前两层结构融合增厚呈低回声，黏膜下层连续完整，周边未探及肿大淋巴结；F. 围绕病变外缘 2mm 处进行点标记；G. 标记点外缘约 2mm 处切开黏膜层，剥离病变；H. 完整剥离病变后的创面；I、J. 固定 ESD 切除标本，再次碘染；K ～ M. ESD 术后病理结果：（食管距门齿 28 ～ 32cmESD 黏膜切除标本）高级别上皮内瘤变［日本标准：原位鳞状细胞癌，M1，Ⅱ b（4 号切片、5 号切片）+ Ⅱ c（8 号切片）］，周围呈低级别上皮内瘤变（1 ～ 11 号切片），伴导管鳞状化生（6 号切片），水平切缘及基底切缘未见 HGIN 上皮残留

**病例 14** 王××，男，72 岁，主因"间断反酸、烧心 1 年"

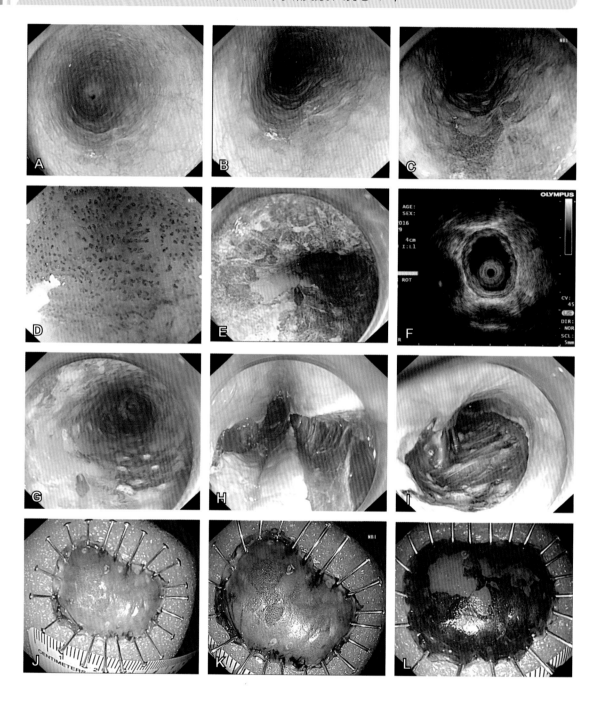

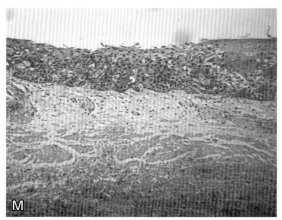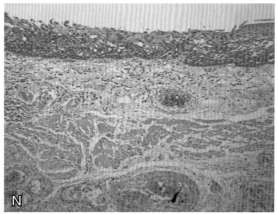

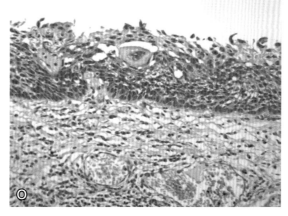

图 1-14 A. 白光（充分注气）：后壁处片状黏膜略发红，局部粗糙，血管纹理欠清晰，边界不清；B. 白光（略抽气后）：病变较前明显；C. NBI 清晰显示病变呈茶褐色，边界清晰；D. NBI+ 放大：IPCL 密集、扭曲、扩张呈 B1 型；E. 用 1.5% 卢戈液碘染色后呈淡染，边界清晰；F. EUS：病变处黏膜层略增厚，管壁层次结构完整；G. 围绕病变外缘 2mm 处进行点标记；H. 标记点外缘约 2mm 处切开黏膜层，剥离病变；I. 完整剥离病变后的创面；J ～ L. 固定 ESD 切除标本，再次在 NBI 下和碘染后观察，明确病变完整切除；M ～ O. ESD 术后病理结果：（食管距门齿 30 ～ 32cmESD 标本）平坦型鳞状细胞癌，表面糜烂，大部分区域为原位癌，局部出现早期浸润，出现两处病灶，包括原位癌在内的病灶分别为 21mm×9mm（4 ～ 11 号切片），14 号切片原位癌病灶直径 1.2mm，距离水平切缘 1.5mm，脉管腔内未见瘤栓，侧切缘、垂直切缘未见癌侵及［0- Ⅱ b，16mm×9mm（4 ～ 11#），φ1.2mm（14#），T1a-EP/LPM，ly0，v0，LM-（14#，1.5mm），VM-］

**病例 15** 王××，女，52岁，主因"进食不适1年，加重1个月"

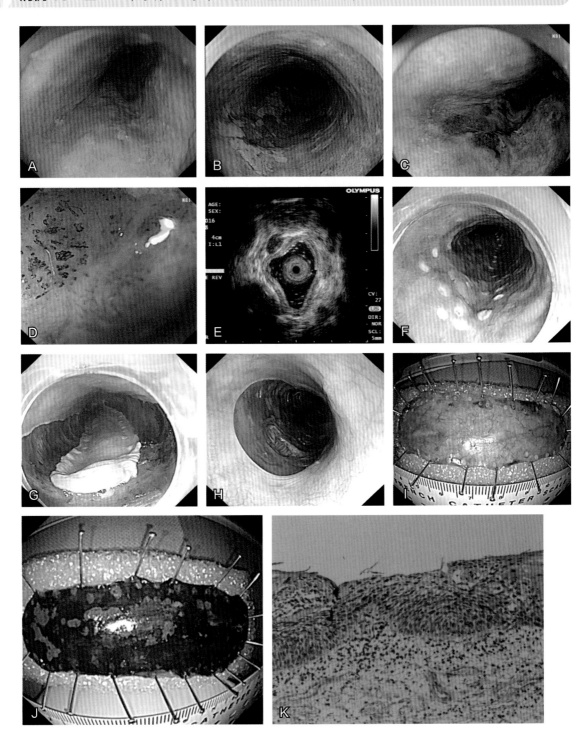

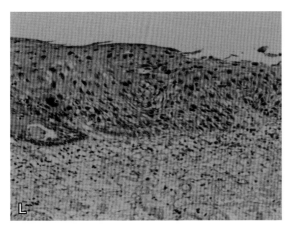
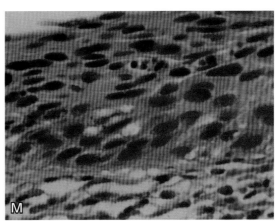

图 1-15 A. 白光：纵向走行地图状黏膜粗糙、发红，血管纹理不清；B. 用 1.5% 卢戈液碘染色后呈淡染，边界清晰；C. NBI 显示病变呈茶褐色；D. NBI+ 放大：病灶局部区域 IPCL 扭曲、扩张呈 B2 型；E. EUS：食管上段病变处前两层结构融合增厚呈低回声，黏膜下层连续完整，周边可探及肿大淋巴结；F. 围绕病变外缘 2mm 处进行点标记；G. 标记点外缘约 2mm 处切开黏膜层，剥离病变；H. 完整剥离病变后的创面；I、J. 固定 ESD 切除标本，再次碘染明确病变完整切除；K ~ M. ESD 术后病理结果：（食管，ESD 标本）食管黏膜全层组织，3 ~ 14 号切片上见部分区域鳞状上皮高级别上皮内瘤变，2 灶，最大径分别为 5mm、2.5mm（镜下测量），周边局部区鳞状上皮呈低级别上皮内瘤变，侧切缘及基底部均未见瘤变上皮

**病例 16** 苗××，男，68 岁，主因"间断反酸、烧心 2 个月"

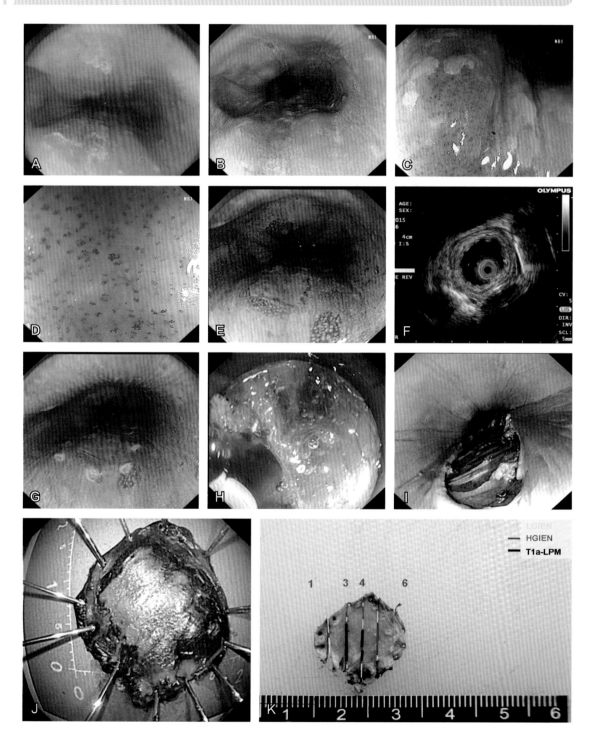

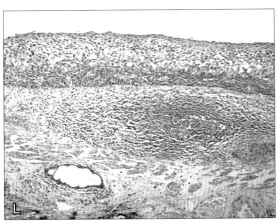

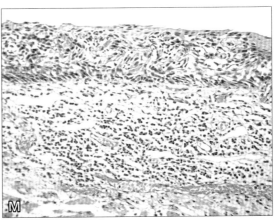

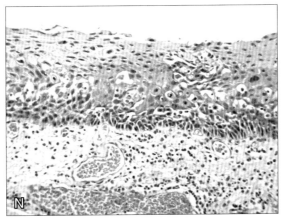

图 1-16　A. 白光：食管地图状黏膜粗糙呈花斑样，血管纹理不清晰；B. NBI 见病变黏膜呈茶褐色；C. NBI 近距离观察见 IPCL 密集，粗大；D. NBI+ 放大：IPCL Ⅳ～Ⅴ 1 型；E. 碘染色：粗糙黏膜呈不染色，边界清晰；F. EUS：病变处病变来源于黏膜层，低回声，黏膜下层连续完整，周边未探及肿大淋巴结；G. 围绕病变外缘 2mm 处进行点标记；H. ESD 术中处理黏膜下层血管；I. 完整剥离病变后的创面；J. 固定 ESD 切除标本，再次碘染色明确病变完整切除；K. 病变黏膜复原图；L～N. ESD 术后病理结果：（食管距门齿 34cmESD 黏膜切除标本）鳞状细胞癌，中分化，癌浸润至黏膜固有层（0-Ⅱb，T1a-LPM），包括原位癌及鳞状上皮重度异型增生在内的病变区面积为 9mm×8mm，脉管腔内未见瘤栓，癌变区距离侧切缘最近处 5mm（3 号切片），侧切缘及垂直切缘未见癌侵及（0-Ⅱb，9mm×8mm，T1a-LPM，ly0，v0，LM-，VM-）

**病例 17** 曹××，女，61 岁，主因"间断上腹不适伴反酸、烧心 10 个月，加重 5 个月"

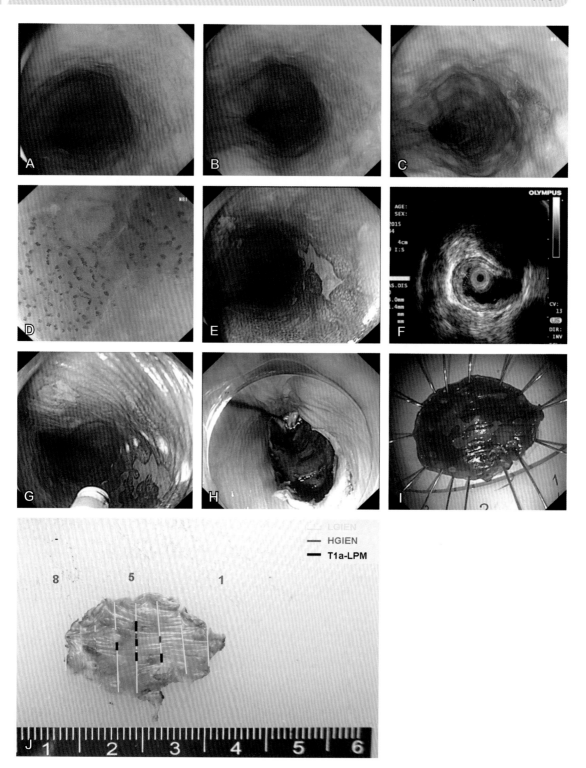

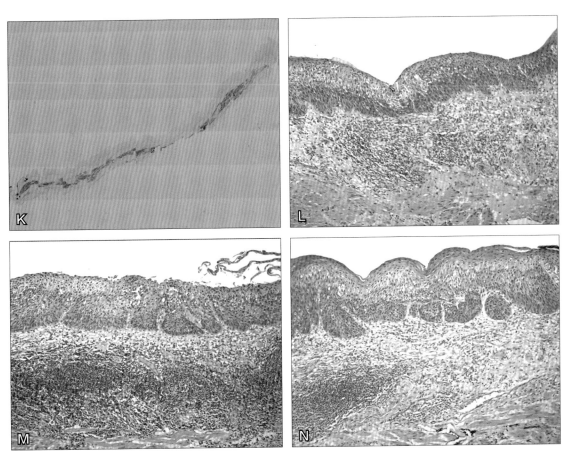

图1-17 A.白光:食管右侧壁处见片状黏膜略粗糙、局部略发红;B.白光近距离观察见病变黏膜血管纹理消失;
C.NBI见病变黏膜呈茶褐色;D.NBI+放大:IPCL以Ⅳ型为主,部分Ⅴ1型;E.碘染色:粗糙黏膜呈不染色,边界清晰;F.EUS:食管中段黏膜病变处黏膜浅层呈不规则增厚、局部呈低回声,管壁层次结构完整,壁外未见肿大淋巴结;G.围绕病变外缘2mm处进行点标记;H.完整剥离病变后的创面;I.固定ESD切除标本,再次碘染明确病变完整切除;J.病变黏膜复原图;K~N.ESD术后病理结果:(食管距门齿29~31.5cmESD切除标本)鳞状细胞癌,癌浸润至黏膜固有层(0-Ⅱc+Ⅱb,T1a-LPM),包括原位癌及鳞状上皮重度异型增生在内的病变区面积为8mm×6mm,脉管腔内未见瘤栓,癌变区距离侧切缘最近处5mm(5号切片),侧切缘及垂直切缘未见癌侵及(0-Ⅱc+Ⅱb,8mm×6mm,T1a-LPM,ly0,v0,LM-,VM-)

**病例 18** 王 × ×，男，62 岁，主因"间断胸骨后不适 1 个月"

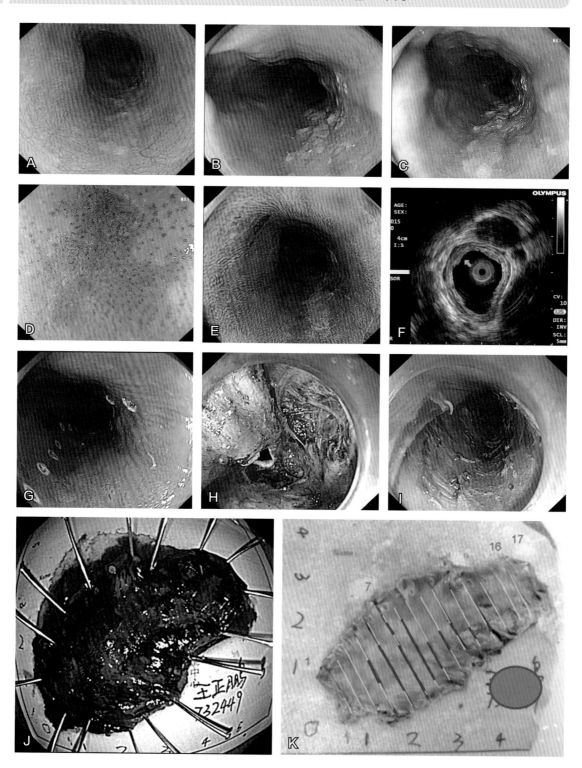

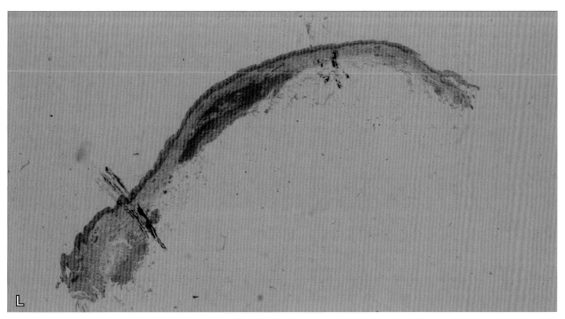

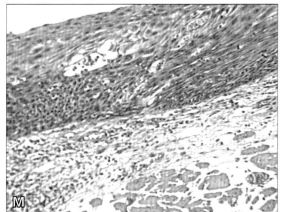

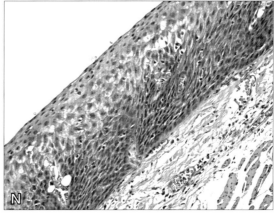

图 1-18 A. 白光：食管不规则片状黏膜略隆起，色泽发白；B. 白光下略抽气后病变隆起较前明显，见黏膜粗糙呈斑块状；C. NBI：白色物质之间及周边呈茶褐色；D. NBI+放大：IPCL Ⅳ-Ⅴ1型；E. 碘染色：病变处不染色；F. EUS：食管病变来源于黏膜层，呈中、低回声，向腔内略突出，局部见低回声至黏膜肌层，黏膜下层及固有肌层等层次完整，壁外未见明确肿大淋巴结；G. 围绕病变外缘 2mm 处进行点标记；H. 剥离黏膜层建立隧道；I. 完整剥离病变后的创面；J. 固定 ESD 切除标本，再次碘染色明确病变完整切除；K. 病变黏膜复原图；L～N. ESD 术后病理结果：（食管 ESD 切除标本）鳞状上皮高级别上皮内瘤变，距离侧切缘最近处 0.5cm（7 号切片），周围黏膜呈低级别上皮内瘤变，侧切缘及底切缘未见肿瘤细胞侵及

**病例19** 王××，男，63岁，主因"间断烧心、反酸2个月"

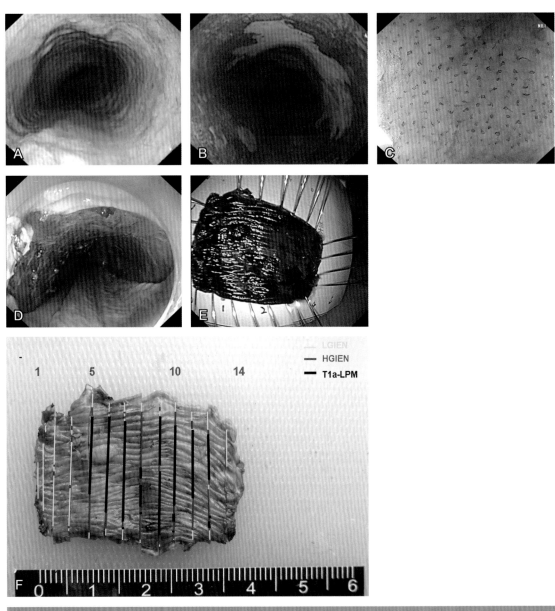

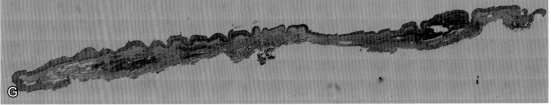

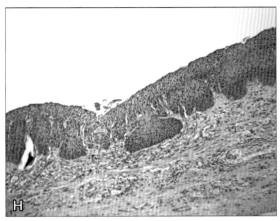
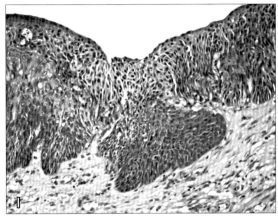
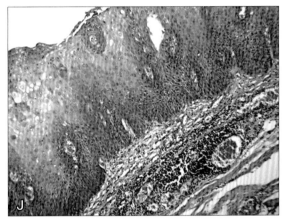

图 1-19 A. 白光：不规则片状黏膜略隆起，血管纹理欠清晰，边界不清，约占据管腔周径 1/2；B. 碘染色：病变处不染色；C. NBI+ 放大：IPCL 极向紊乱，略粗大、扭曲；D. 完整剥离病变后的创面；E. 固定 ESD 切除标本，再次碘染色明确病变完整切除；F. 病变黏膜复原图；G ～ J. ESD 术后病理结果：（食管 ESD 切除标本）鳞状细胞癌，癌浸润至黏膜固有层（0- Ⅱ c+ Ⅱ a，T1a-LPM），包括原位癌及鳞状上皮重度异型增生在内的病变区面积为 3mm×2.1cm，脉管腔内未见瘤栓，原位癌距离侧切缘最近处 0.2cm（10 号切片），侧切缘及垂直切缘未见癌侵及（0- Ⅱ c+ Ⅱ a，30mm×21mm，T1a-LPM，ly0，v0，LM-，VM-）

**病例 20** 党 × ×，男，60 岁，主因"间断反酸、口苦 10 天"

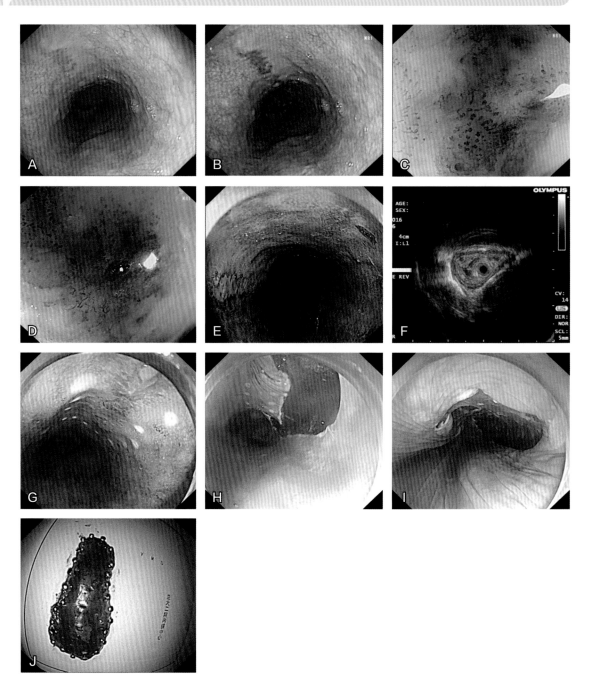

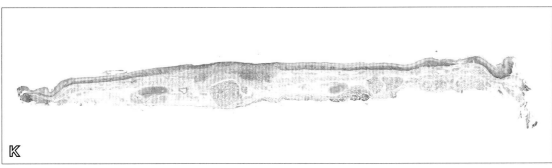

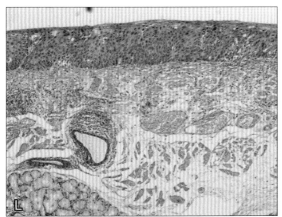

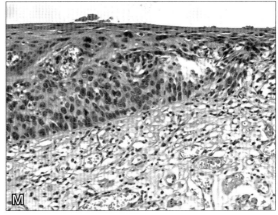

图 1-20 A．白光：一宽约 4mm 条带状黏膜发红；B．NBI 病变呈茶褐色；C、D．NBI+ 放大：IPCL 较密集、增粗、扭曲呈 B1 型；E．碘染色：病变处略淡染；F．EUS：病变处黏膜层略增厚，余管壁层次结构完整；G．围绕病变外缘 2～3mm 处进行点标记；H．标记点外缘约 2mm 切开黏膜层，剥离病变；I．完整剥离病变后的创面；J．固定 ESD 切除标本，再次卢戈液碘染明确病变完整切除；K～M．ESD 术后病理结果：原位鳞状细胞癌（0-Ⅱb），脉管腔内未见瘤栓，水平切缘、垂直切缘未见癌侵及（0-Ⅱb，T1a-EP，ly0，v0，VM-）

**病例 21** 吕 ×× ，男，59 岁，主因"间断进食时胸骨后不适 3 个月"

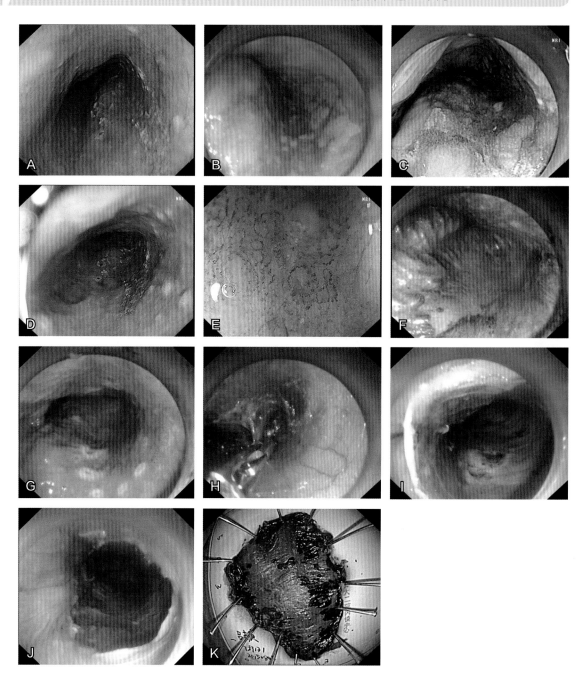

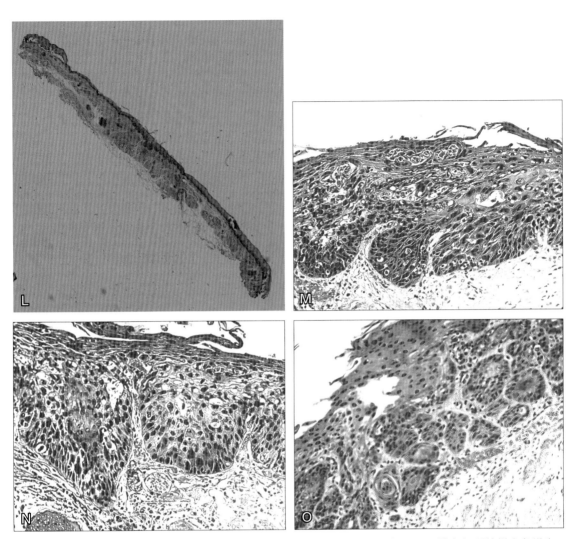

图 1-21　A．白光：充分注气下食管见一地图样不规则黏膜病变，表面粗糙，见散在细颗粒样白色增生；B．白光：抽气后病变黏膜柔软度可，部分病变区域略隆起；C、D．NBI：病变区域呈茶褐色，与周围黏膜分界明显；E．NBI+放大：IPCL 扭曲、延长；F．碘染色：病变处不染色；G．围绕病变外缘 2mm 处进行点标记；H．剥离黏膜层于黏膜下层见粗大血管，用热活检钳电凝；I．剥离黏膜层建立隧道；J．完整剥离病变后的创面；K．固定 ESD 切除标本，再次碘染色明确病变完整切除；L～O．ESD 术后病理结果：（食管距门齿 26～34cm）食管 ESD 术切除标本 1 块，大小 4.8cm×2.8cm×0.2cm，共取材 17 块，光镜下示取材深达黏膜下层，食管黏膜鳞状上皮高级别上皮内瘤变，部分癌变，为高分化鳞状细胞癌，局部区域癌组织浸润固有膜，周围黏膜上皮呈不典型增生轻 - 中度，底切缘未见瘤变组织残留，病变紧邻四周切缘

**病例 22** 高××，男，59 岁，主因"间断性上腹部疼痛 3 个月余"

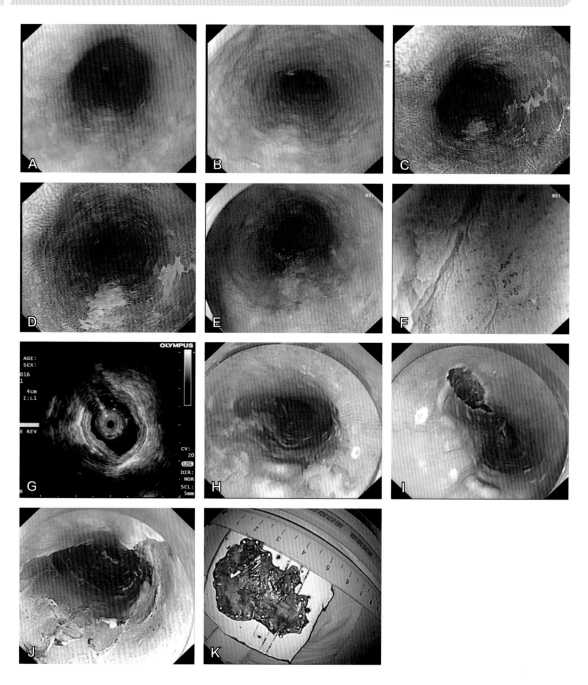

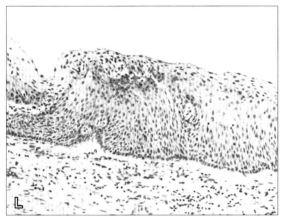
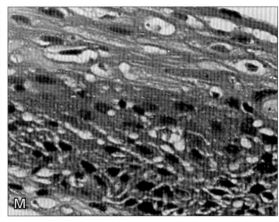

图 1-22  A、B．白光：食管黏膜后壁为粗糙背景，见片状黏膜略粗糙，色泽发白；C、D．碘染色：可见两处病变，原白光所见病变呈淡染，病变口侧一条带状黏膜略淡染；E．NBI 下白色物境界清晰，边缘呈茶褐色；F．NBI+ 放大：IPCL 略集中、增粗、扭曲，呈Ⅲ～Ⅳ（B1）型；G．EUS：病变处超声探查，局部黏膜浅层缺损，管壁层次结构完整；H．围绕两处病变外缘 2 ～ 3mm 处进行点标记；I．标记点外缘约 2mm 处切开黏膜层，剥离病变；J．完整剥离病变后的创面；K．固定 ESD 切除标本，再次卢戈液碘染明确病变完整切除；L、M．ESD 术后病理结果：食管黏膜全层组织，部分区域鳞状上皮呈中 - 重度不典型增生，最大径小于 3mm（镜下测量），周边部分区鳞状上皮呈低级别上皮内瘤变，侧切缘及基底部阴性

**病例 23** 潘 ××，男，50 岁，主因"体检发现食管病变 1 周"

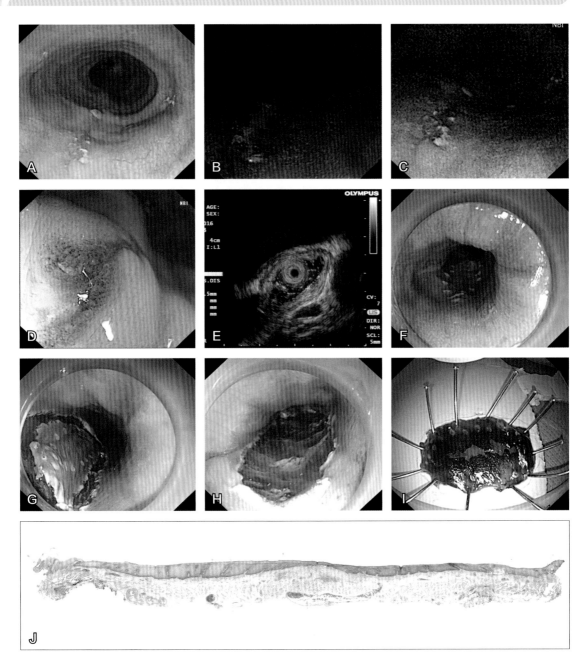

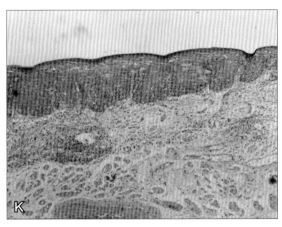
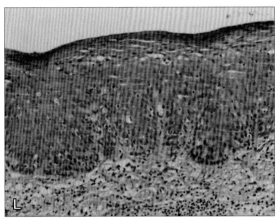

图 1-23 A. 白光：食管后壁处见纵行条索状黏膜粗糙，中央浅凹陷、发红；B. 碘染色：病变处不染色，病变边界清楚显示；C. NBI 下呈茶褐色改变；D. NBI+ 放大：病变处 IPCL 略增粗、扭曲，呈 B1型；E. EUS：食管病变处黏膜浅层呈偏低回声，其旁黏膜层略增厚，层次结构完整；F. 围绕病变外缘2mm 处进行点标记；G. 标记点外缘约 2mm 处切开黏膜层，剥离病变；H. 完整剥离病变后的创面；I. 固定 ESD 切除标本，再次卢戈液碘染明确病变完整切除；J ～ L. ESD 术后病理结果：鳞状上皮高级别上皮内瘤变（中度不典型增生，6 ～ 8 号切片），侧切缘及垂直切缘未见异型细胞残留 9 号切片表浅溃疡形成，考虑为活检所致

**病例 24** 杨 ××，男，70 岁，主因"进食异物感 1 个月"

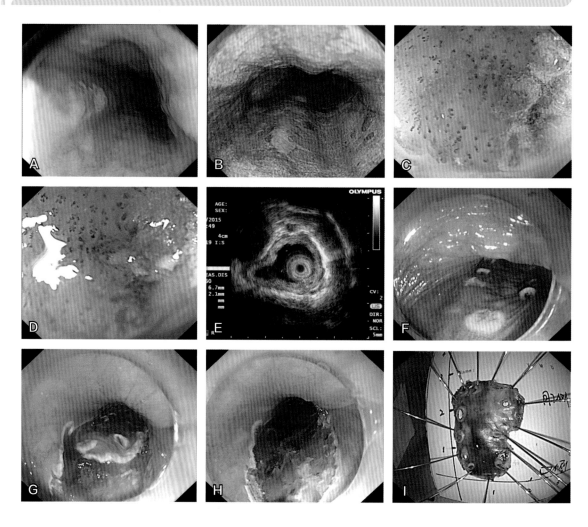

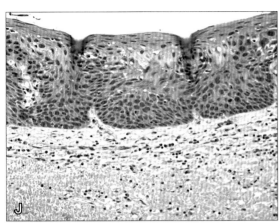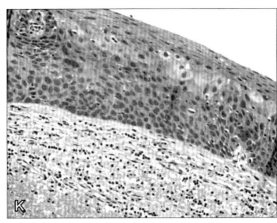

图 1-24　A. 白光：一条带状黏膜粗糙，表面色灰白；B. 碘染：病变处淡染，边界清晰；C、D. NBI+ 放大：IPCL 粗大、扭曲，极向紊乱，呈 B1 型；E. EUS：病变黏膜层次结构清晰，黏膜浅层轻度增厚，内部回声一致；F. 围绕病变外缘 2mm 处进行点标记；G. 标记点外缘约 2mm 处切开黏膜层，剥离病变；H. 完整剥离病变后的创面；I. 固定 ESD 切除标本；J、K. ESD 术后病理结果：鳞状上皮高级别上皮内瘤变（鳞状上皮中 - 重度异型增生,局部达原位癌），高级别上皮内瘤变区面积 19mm×6mm,距离侧切缘最近处 0.6cm（6 号切片），周围鳞状上皮呈低级别上皮内瘤变，侧切缘及垂直切缘未见癌侵及

**病例 25** 杨××，男，70岁，主因"间断上腹部疼痛伴黑粪1个月余"

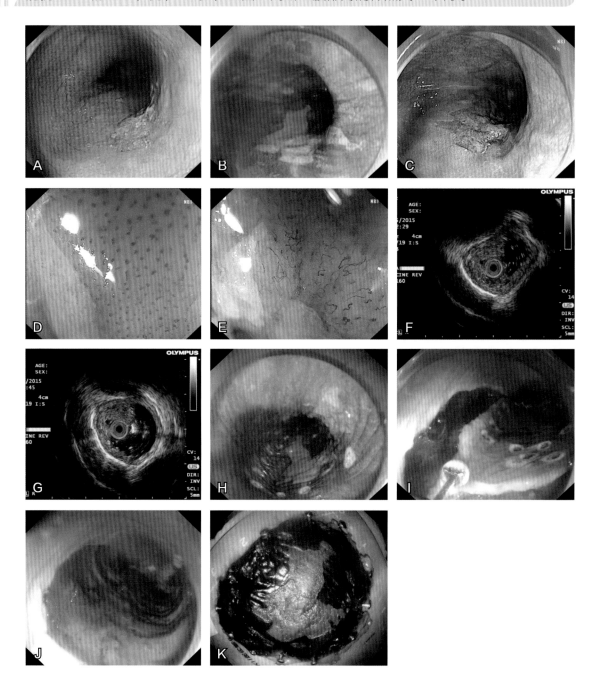

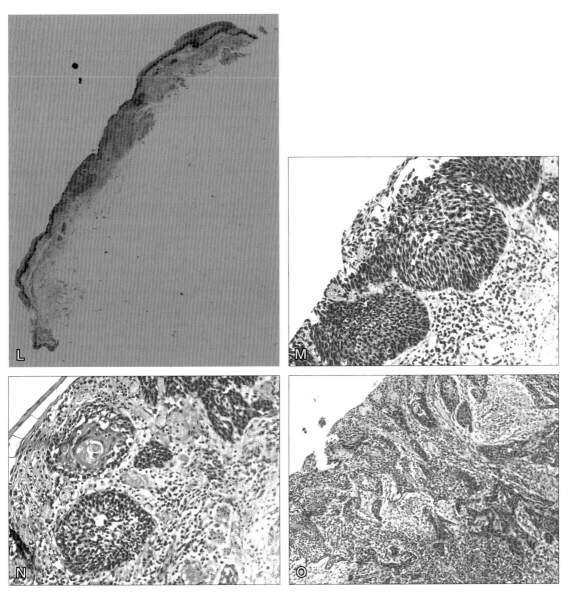

图 1-25　A.　白光：食管地图状黏膜粗糙，表面附着少量苔状物，反复冲洗后部分冲去，见血管纹理消失，局部略隆起，色泽发白；B.　碘染色：粗糙黏膜呈不染色；C.　NBI 见粗糙黏膜呈茶褐色；D、E.　NBI+ 放大：IPCL 极向紊乱，扭曲，延长呈 B1 ～ 2 型；F、G.　EUS：食管黏膜病变处黏膜第 1 ～ 2 层增厚，层次结构不清，呈低回声，局部黏膜下层变薄，壁外未见肿大淋巴结；H.　围绕病变外缘 2mm 处进行点标记；I.　标记点外缘约 2mm 处切开黏膜层，剥离病变；J.　完整剥离病变后的创面；K.　固定 ESD 切除标本，再次碘染色明确病变完整切除；L ～ O.　ESD 术后病理结果：（食管距门齿 32 ～ 36cm 处）食管 ESD 术切除标本 1 块，大小 3.5cm×3cm×0.1cm，共取材 9 块，光镜下示取材深达黏膜下层，食管黏膜浸润性鳞状细胞癌，中、低分化，癌组织侵及黏膜肌，脉管腔内见瘤栓，癌周部分区域黏膜鳞状上皮呈高级别上皮内瘤变；四周切缘及底切缘未见癌组织残留

**病例 26** 张 × ×，女，63 岁，主因"间断上腹痛伴反酸 1 个月余"

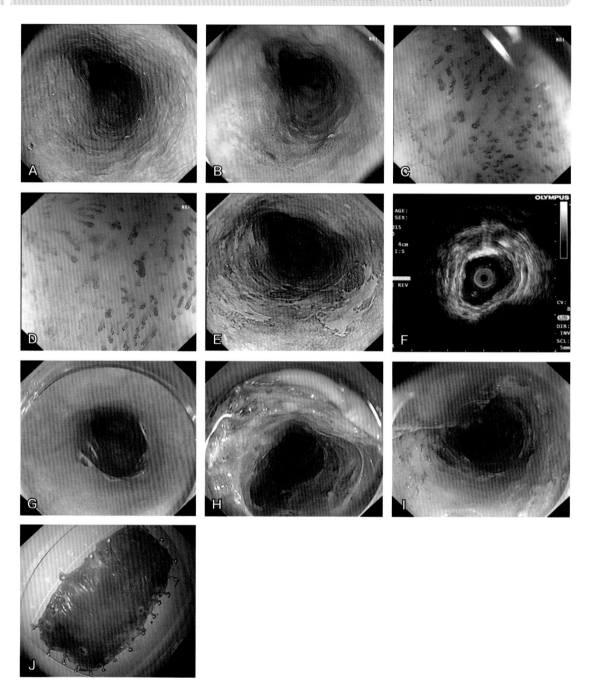

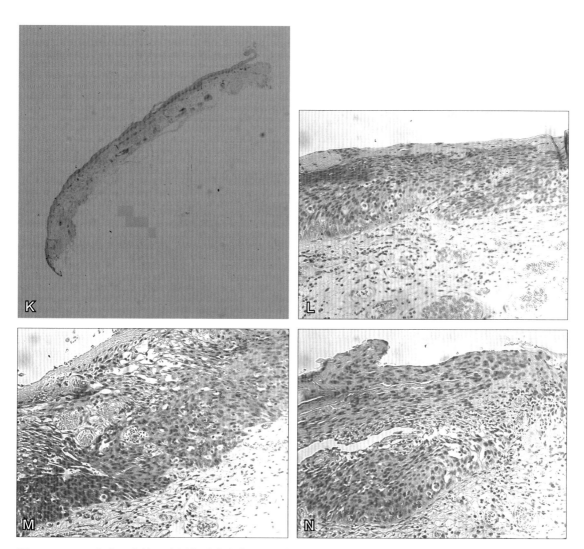

图 1-26　A．白光：食管见地图状黏膜病变，表面粗糙，血管纹理不清晰，边界不清；B．NBI 见病变黏膜呈茶褐色，边界较白光清晰；C、D．NBI+ 放大：IPCL 极性消失，扭曲、增粗呈Ⅳ～Ⅴ1 型；E．碘染色：两端呈淡染区，中央呈不染区，病变占管腔周径 1/2；F．EUS：食管上段病变处前两层结构融合增厚呈低回声，黏膜下层连续完整，周边未探及肿大淋巴结；G．围绕病变外缘 2mm 处进行点标记；H．剥离黏膜层建立隧道；I．完整剥离病变后的创面；J．固定 ESD 切除标本；K～N．ESD 术后病理结果：（食管距门齿 20～25cmESD 术切除标本）ESD 术切除标本 1 块，大小 5.5cm×3cm×0.2cm，共取材 18 块，光镜下示取材深达黏膜下层，食管鳞状上皮高级别上皮内瘤变，周围黏膜呈慢性炎症，急性炎症活动期改变，四周切缘及底切缘未见瘤变组织残留

**病例 27**　拜××，男，50 岁，主因"间断反酸烧心 1 年，上腹部疼痛不适 1 个月"

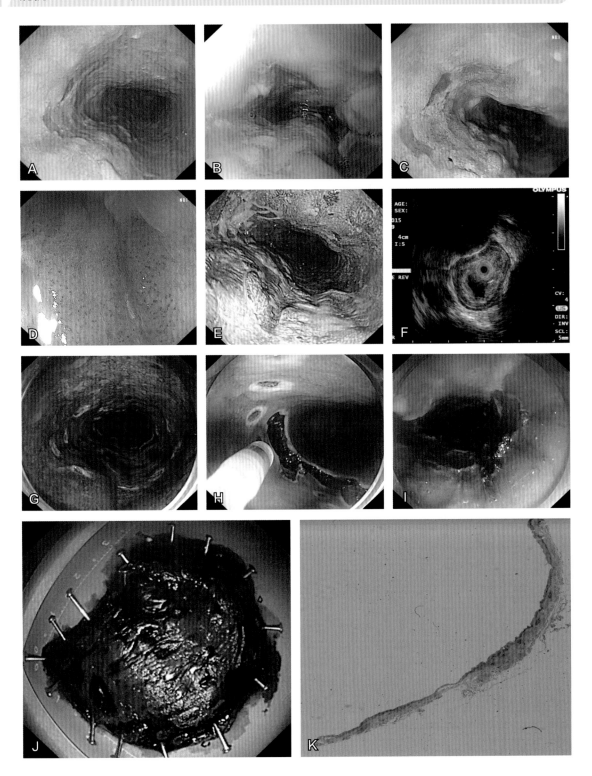

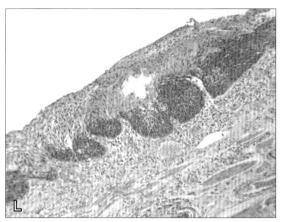
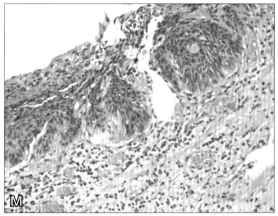
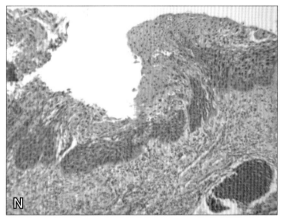

图 1-27　A．白光：充分注气下食管见一地图样不规则黏膜病变，表面粗糙，局部色泽发红，病变占据管腔周径约 1/2；B．白光：抽气后病变黏膜柔软度可；C．NBI：病变区域呈茶褐色，与周围黏膜分界明显；D．NBI+ 放大：IPCL 密集、增粗，极向紊乱；E．碘染色：病变处不染色；F．EUS：食管 31～34cm 病变处，黏膜层增厚呈低回声改变，厚度约 4mm，内回声欠均匀，黏膜下层完整；G．围绕病变外缘 2mm 处进行点标记；H．标记点外缘 2mm 处切开黏膜层剥离病变；I．病变完整剥离后的创面；J．固定 ESD 切除标本，再次碘染色明确病变完整切除；K～N．ESD 术后病理结果：（食管中段）鳞状细胞癌，大部分为原位癌，局部出现微小浸润（癌局限于黏膜固有层，未侵犯黏膜肌层），底切缘及四周切缘未见癌侵及

**病例 28** 周××，男，64 岁，主因"上腹部疼痛不适 3 个月"

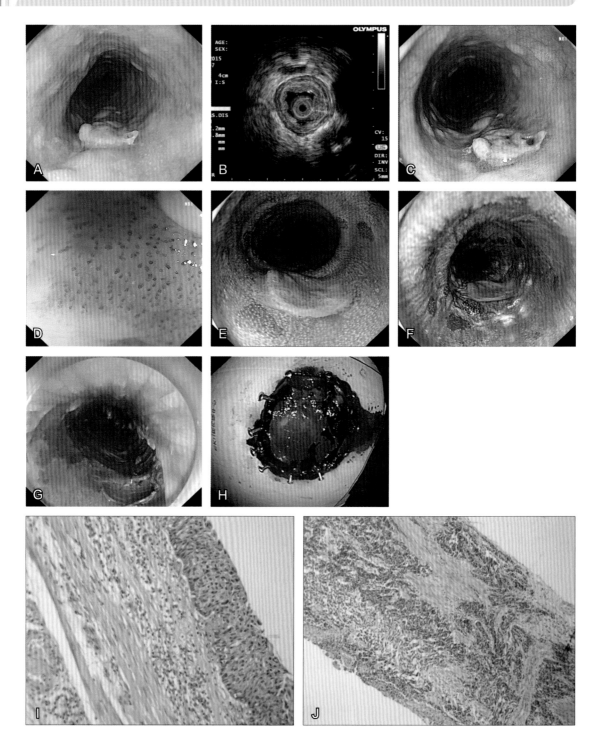

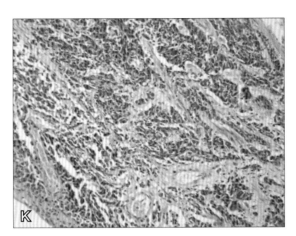

图 1-28　A．白光：食管片状黏膜呈白色苔状物略隆起，表面凹凸不平，周边黏膜略凹陷，发红；B．EUS：病变处黏膜层增厚，第 1、2 层层次结构不清、呈低回声，黏膜下层完整，局部黏膜下层变薄，固有肌层及外膜层完整；C．NBI 见病变隆起处发白，边缘凹陷处黏膜呈茶褐色；D．NBI+ 放大：IPCL Ⅳ～Ⅴ 1 型；E．碘染色：病变黏膜不染色，边界清晰；F．围绕病变外缘 2mm 处进行点标记；G．用 ESD 术完整剥离病变后的创面；H．固定 ESD 切除标本，再次碘染色明确病变完整切除；I～K．ESD 术后病理结果：（距门齿 30～34cm）食管小细胞神经内分泌癌，癌肿大小 1.1cm×0.8cm×0.1cm，癌侵犯黏膜下层，脉管腔内见癌栓，距底切缘＜1mm，癌肿表面表浅溃疡形成，溃疡周围鳞状上皮呈高级别上皮内瘤变（中、重度不典型增生），口侧切缘呈鳞状上皮呈低级别上皮内瘤变，四周切缘及底切缘未见肿瘤侵及，免疫组化染色：瘤细胞示 Syn（+），CD56（+），CgA（灶 +），CK5/6（-），P63（-），Ki-67＞80%+；Desmin 显示黏膜肌亦被肿瘤细胞侵犯全层达黏膜下层，D2-40、CD34 显示脉管腔内见癌栓

**病例 29** 伏××，男，55 岁，主因"间断进食哽噎感 3 年"

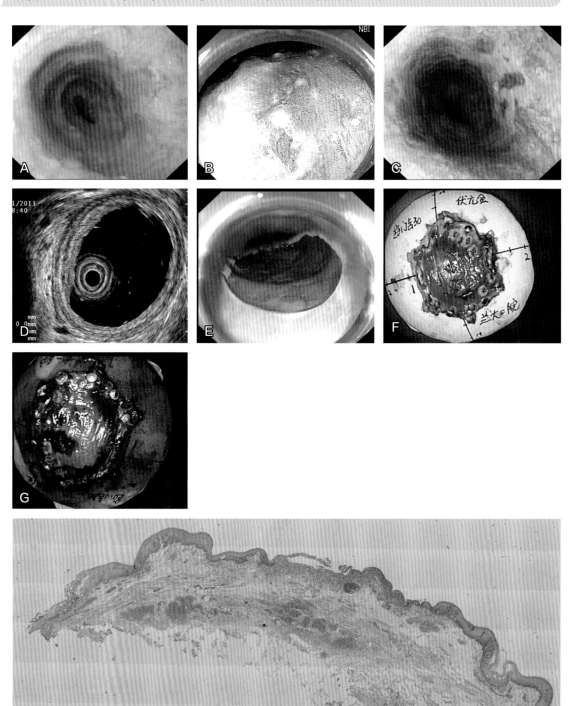

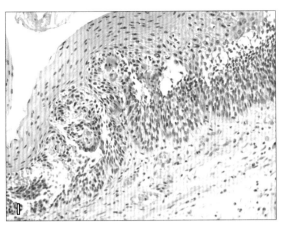
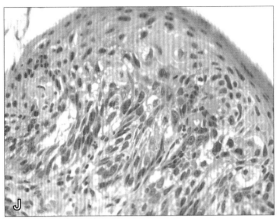

图 1-29　A. 白光：食管不规则片状黏膜表面粗糙呈细颗粒样，发红，血管纹理消失，边界不清；B. NBI
见粗糙黏膜呈茶褐色，IPCL 扩张，局部 IPCL 极向紊乱；C. 碘染色：病变黏膜淡染色，边界清晰；D. EUS：
食管中段病变处管壁结构层次清晰完整，黏膜层增厚呈低回声，黏膜下层完整，周边未探及肿大淋巴结；E. 完
整剥离病变后的创面；F、G. 固定 ESD 切除标本，再次碘染色明确病变完整切除；H～J. ESD 术后病
理结果：食管黏膜鳞状上皮高级别上皮内瘤变，伴慢性炎症，并有表浅溃疡形成；周围切缘未见肿瘤组
织残留

**病例 30** 范 ×，男，63 岁，主因"间断烧心 20 年，反酸、上腹不适 1 个月"

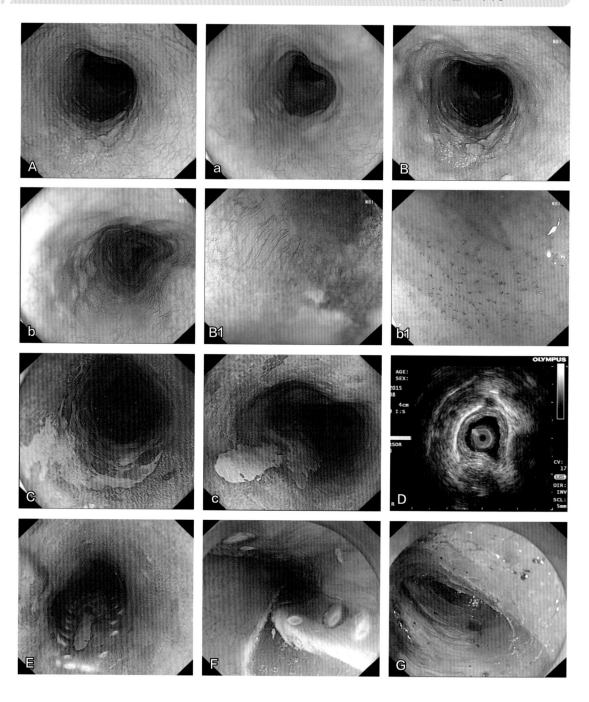

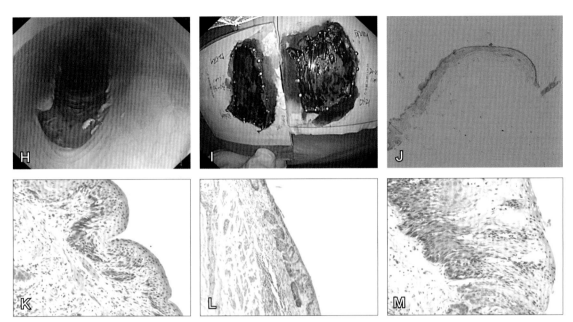

图 1-30　A. 白光：距门齿 22 ～ 25cm 地图状黏膜粗糙，表面凹凸不平，血管网模糊；B. NBI：病变黏膜凹陷部位呈茶褐色，边界较白光下清晰，NBI+ 放大见血管网明显延长，扭曲；C. 卢戈液染色：病变呈地图状，淡染区与深染区相互交杂；a. 白光：距门齿 30 ～ 33cm 前壁仅见血管网模糊；b. NBI：病变黏膜略呈茶褐色，NBI+ 放大见 IPCL 略增粗；c. 卢戈液染色：病变呈纵行不染区；D. EUS：食管层次结构清晰，病变处黏膜增厚，黏膜下层完整；E. 分别围绕病变外缘 2mm 处进行点标记；F. 标记点外缘约 2mm 处先行切开病灶肛侧、口侧、左右两侧黏膜层；G. 自口侧向肛侧剥离黏膜层建立黏膜下隧道；H. 完整剥离病变后的创面；I. 固定 ESD 切除标本，再次碘染色明确病变完整切除；J ～ M. ESD 术后病理结果：（食管距门齿 30 ～ 36cmESD 术切除标本，1 块，大小 4.6cm×2.5cm×0.2cm，取材 13 块）光镜下示取材深达黏膜下层食管黏膜慢性炎症，伴低级别上皮内瘤变，大小 2.5cm×1.3cm，四周切缘及底切缘未见瘤变组织残留（食管距门齿 20 ～ 25cmESD 术切除标本，1 块，大小 4.1cm×3cm×0.2cm，取材 13 块）光镜下示取材深达黏膜下层食管鳞状上皮原位癌，大小 2cm×1.5cm，局限于黏膜层，四周切缘及底切缘未见癌组织残留

**病例31** 范×，男，63岁，主因"间断烧心20年，反酸、上腹不适1个月"

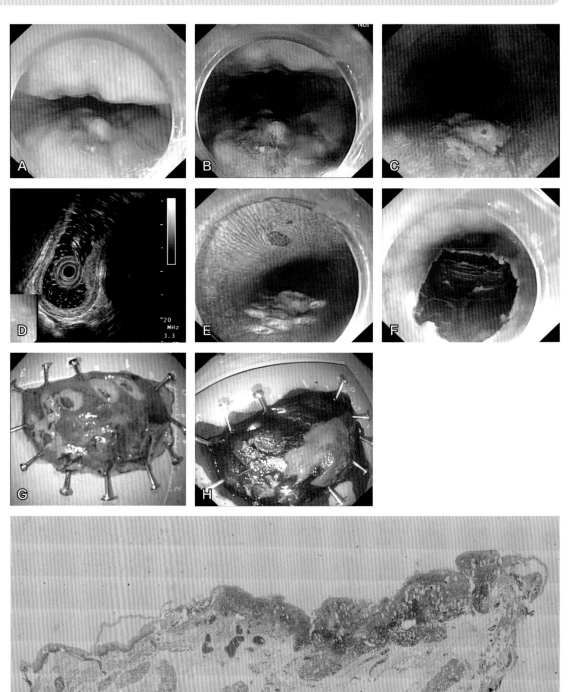

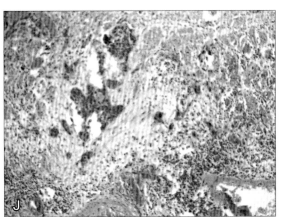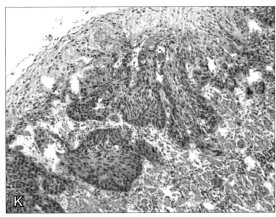

图 1-31　A. 白光：食管片状黏膜粗糙凹凸不平，局部呈结节样隆起，色泽隆起处略发白，凹陷处发红；
B. NBI 见粗糙黏膜呈茶褐色；C. 碘染色：粗糙黏膜呈不染色，边界清晰；D. EUS：病灶处病变管壁略增厚，
病变来源于黏膜层，低回声，侵及黏膜肌层，黏膜下层完整，周边未探及肿大淋巴结；E. 围绕病变外缘
2mm 处进行点标记；F. 用 ESD 术完整剥离病变后的创面；G、H. 固定 ESD 切除标本，再次碘染色明确
病变完整切除；I ～ K. ESD 术后病理结果：（食管 ESD 术）食管鳞状细胞癌，侵及黏膜肌层，四周切缘
及底切缘未见癌组织残留，需临床定期复查

**病例 32** 尹××，女，62 岁，主因"间断性吞咽困难伴胸骨后不适 2 个月"

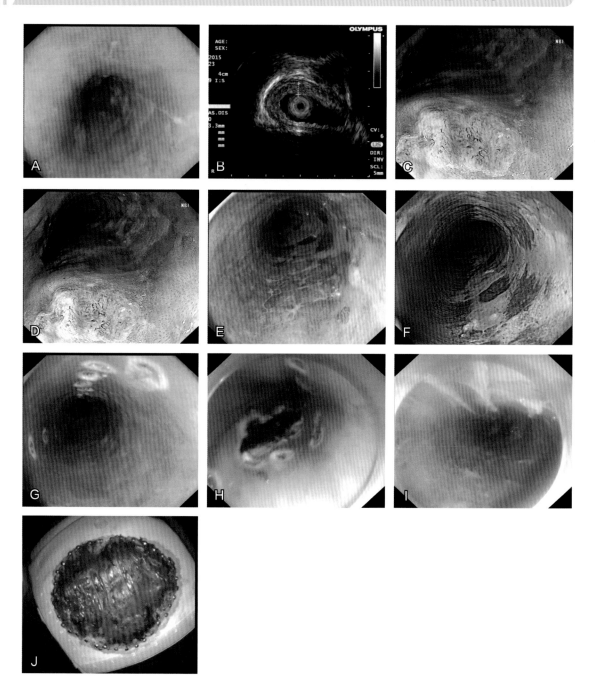

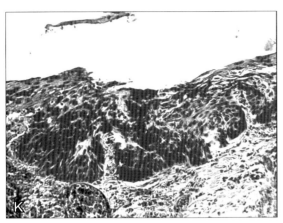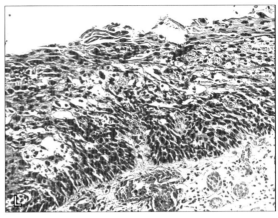

图 1-32 A. 白光：食管片状粗糙，局灶呈颗粒样增生，局部黏膜发红，血管纹理不清晰，边界不清；B. EUS：食管病变处管壁增厚结构清晰，前两层融合，呈低回声，黏膜下层连续完整；C、D. NBI+ 放大：病变呈茶褐色，结节样隆起处 IPCL 极性消失，局灶扭曲延长；E、F. 碘染色：病变黏膜呈不规则淡染及不染色，较大范围占据管腔周径约 1/2；G. 围绕病变外缘 2mm 处进行点标记；H. 标记点外缘约 2mm 处切开黏膜层，剥离病变；I. 完整剥离病变后的创面；J. 固定 ESD 切除标本；K、L. ESD 术后病理结果：（食管距门齿 28 ～ 39cm 处）食管 ESD 术切除标本 1 块，大小 5cm×4.5cm×0.1cm，共取材 28 块，光镜下示取材深达黏膜下层，食管黏膜鳞状上皮原位癌，癌周部分区域鳞状上皮呈高级别上皮内瘤变，表面伴糜烂、破溃；四周切缘及底切缘未见癌组织残留

**病例 33** 陈××，男，56 岁，主因"胸前区疼痛不适 10 天"

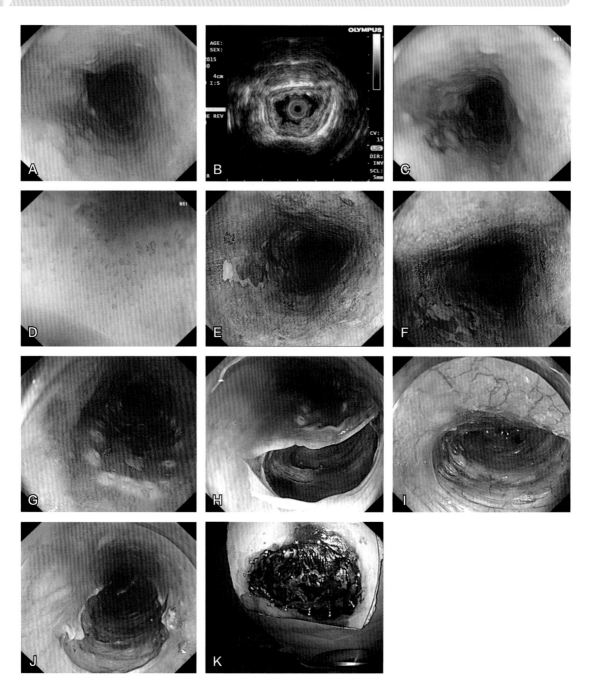

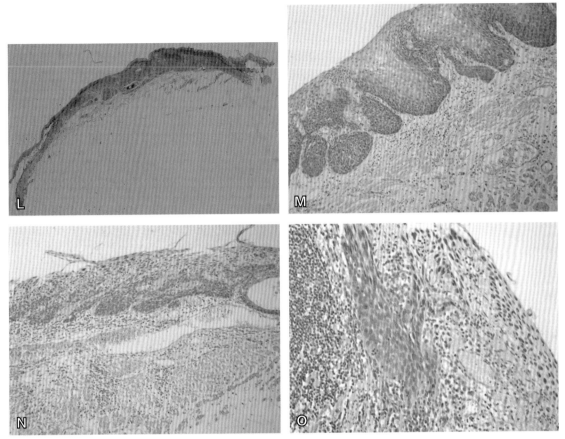

图 1-33 A. 白光：食管见一不规则黏膜病变，表面粗糙，局部浅凹陷，色泽发红；B. EUS：病变处黏膜层增厚、呈低回声，第 1、2 层层次结构欠清晰，口侧病变局部黏膜下层断裂，固有肌层完整；C. NBI：病变区域呈茶褐色，与周围黏膜分界明显；D. NBI+ 放大：IPCL 略增粗、延长，极向略紊乱；E. 碘染色：清晰显露病变，病变处呈淡染色；F. 病变肛侧呈不染区；G. 围绕病变外缘 2mm 处进行点标记；H. 标记点外缘 2mm 处切开病变口侧及肛侧黏膜层；I. 剥离黏膜层建立隧道；J. 完整剥离病变后的创面；K. 固定 ESD 切除标本，再次碘染色明确病变完整切除；L ～ O. ESD 术后病理结果：（食管距门齿 25 ～ 30cm）鳞状细胞癌，原位癌为主，局部浸润至固有层（8 ～ 11 号切片、13 ～ 15 号切片），脉管腔内未见瘤栓；癌周鳞状上皮呈中 - 重度不典型增生（4 ～ 7 号切片、12 号切片）；侧切缘及底切缘未见癌侵及，侧切缘鳞状上皮部分区域呈轻度不典型增生，免疫组化染色：CD34、D2-40 染色示脉管腔内未见瘤栓（8、9 号切片）

**病例34** 葛××，男，66岁，主因"胸骨后疼痛伴恶心、呕吐2周"

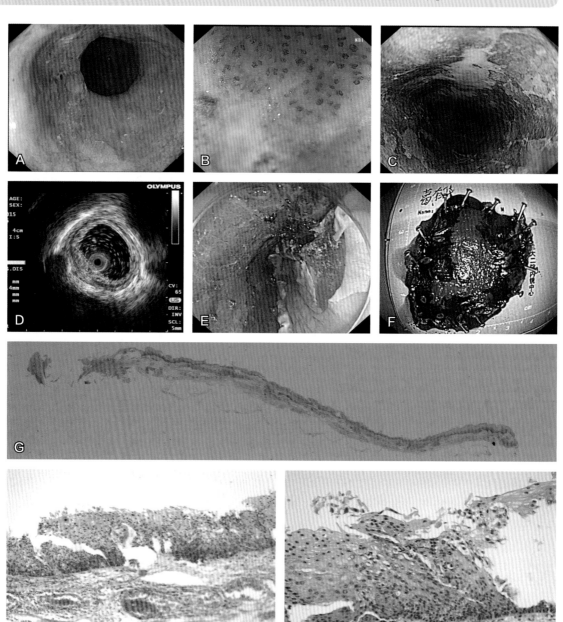

图1-34 A. 白光：食管见散在不规则片状黏膜粗糙，点状发红；B. NBI+放大：IPCL增粗呈Ⅳ～ⅤⅠ型，极向略紊乱；C. 碘染色：见多发不规则黏膜呈淡染色；D. EUS：食管病变处黏膜层呈低回声改变，约2cm×0.4cm大小，黏膜下层部分显示欠清晰；E. 完整剥离病变后的创面；F. 固定ESD切除标本，再次碘染色明确病变完整切除；G～I. ESD术后病理结果：（食管ESD标本）高级别上皮内瘤变，四周切缘及底切缘未见侵及

**病例 35** 徐××，女，57 岁，主因"乏力、腹胀不适、体重减轻 3 个月余"

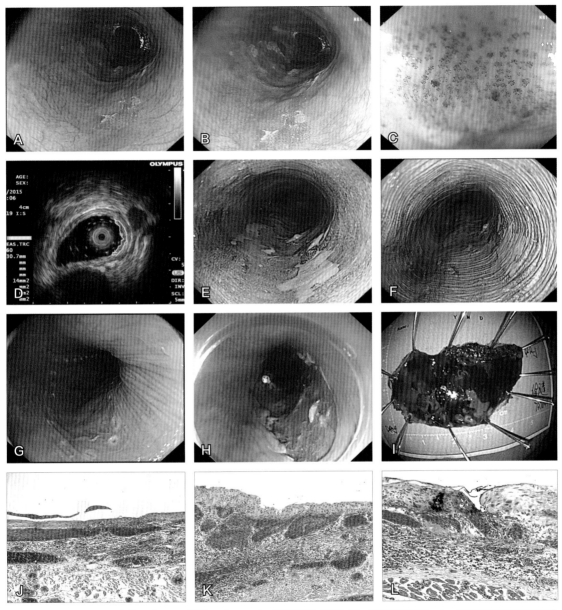

图 1-35 A. 白光：食管不规则片状黏膜发红，表面粗糙呈细颗粒样，边界不清晰；B. NBI 清晰显示多发片状黏膜呈茶褐色，边界清晰；C. NBI+ 放大：IPCL 极性消失，增粗呈Ⅳ～Ⅴ1 型；D. EUS：病变处前两层结构融合增厚呈低回声，黏膜下层连续完整，周边未探及肿大淋巴结；E. 碘染色：见多发片状黏膜呈不染色；F. 席纹征可见；G. 围绕病变外缘 2mm 处进行点标记；H. 完整剥离病变后的创面；I. 固定 ESD 切除标本，再次碘染色明确病变完整切除；J～L. ESD 术后病理结果：（食管）黏膜慢性炎症，鳞状上皮大部分区域呈低级别上皮内瘤变（2～14 号切片），局部区域高级别上皮内瘤变（5～10 号切片），脉管 (-)，四周切缘及底切缘（-）免疫组织化学染色：CD34、D2-40（用于显示脉管），Desmin（用于显示黏膜肌及间质反应）

**病例 36** 杨 ×× ，女，74 岁，主因"进食后腹部不适 1 个月余"

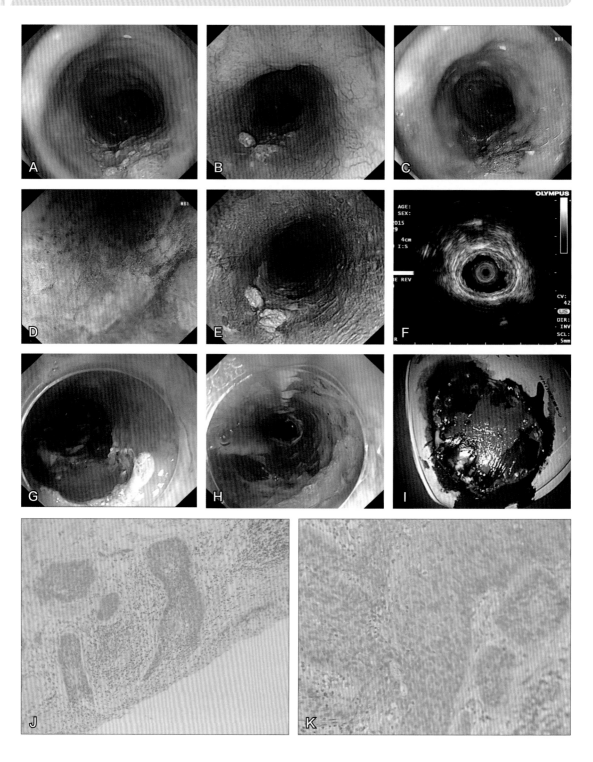

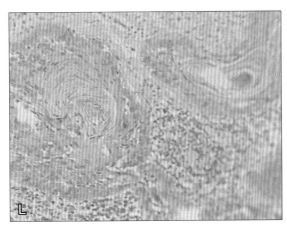

图 1-36 A、B. 白光：食管不规则黏膜粗糙，表面凹凸不平呈不均匀颗粒样，并见散在灰白色物质附着；C. NBI 清晰显示病变，病变边界清晰；D. NBI+ 放大：见大量角化物质，IPCL 极向紊乱，IPCL 增粗，延长，扭曲；E. 碘染色：病变处不染色；F. EUS：病变处管壁增厚结构清晰，病变来源于黏膜层，呈低回声，侵及黏膜肌层，黏膜下层连续完整；G. 围绕病变外缘 2mm 处行点标记后进行剥离；H. 完整剥离病变后的创面；I. 固定 ESD 切除标本，再次碘染色明确病变完整切除；J ～ L. ESD 术后病理结果：(食管) 中分化鳞状细胞癌，癌组织侵及黏膜肌层，局部区域突破黏膜肌层，神经、脉管未见肯定累及，四周切缘及基底部未见癌组织残留

**病例 37** 汪 ××，男，66 岁，主因"进食哽噎感 3 个月"

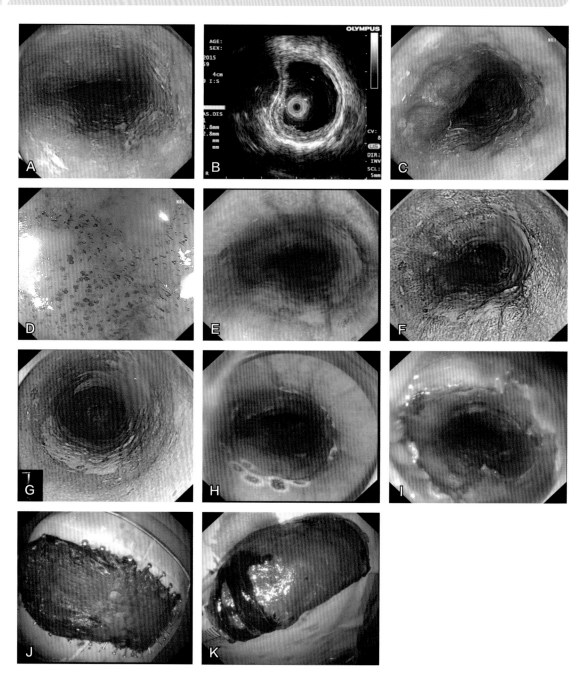

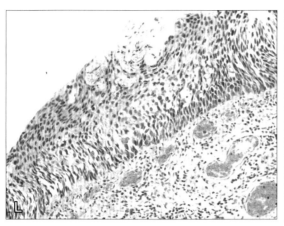

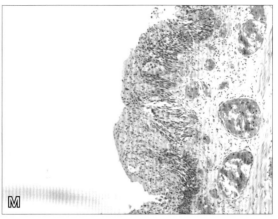

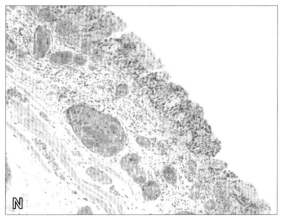

图 1-37　A．白光：食管见大面积黏膜粗糙，边界不清，部分不规则区域覆白苔；B．EUS：病变处管壁增厚结构清晰，前两层融合呈低回声，黏膜下层连续完整；C．NBI：病变区域呈茶褐色，与周围黏膜分界明显；D．NBI+ 放大：IPCL 增粗、扭曲呈Ⅳ～Ⅵ1 型；E．碘染色：病变处不染色，病变范围大，部分区域超过管腔周径 3/4；F．抽气后不染区域皱缩，柔软度可；G．碘染 2 分钟后，不染区呈粉红色即出现"粉红征"；H．病变范围大，行食管全周黏膜剥离术，围绕病变外缘 2mm 处进行点标记；I．完整剥离病变后的创面；J、K．固定 ESD 切除标本，再次碘染色明确病变完整切除；L、N．ESD 术后病理结果：（食管 ESD 术切除标本，1 块，大小 6.5cm×3cm×0.2cm，取材 17 块）光镜下示取材深达黏膜下层。食管中分化鳞状细胞癌，局限于黏膜层，切缘及底切缘未见癌组织侵犯

**病例 38** 马 × ×，男，49 岁，主因"体检发现食管病变 1 年"

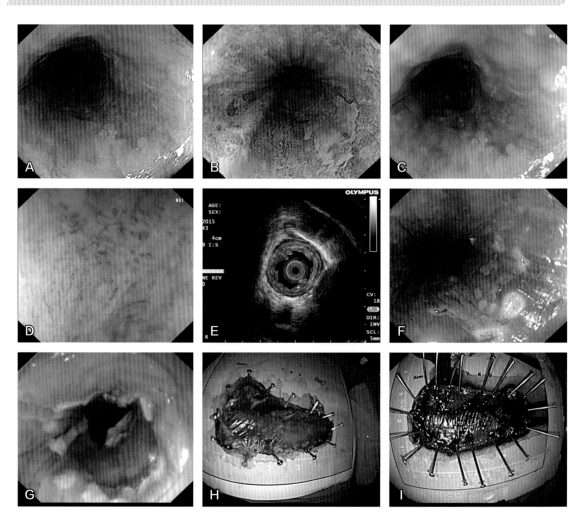

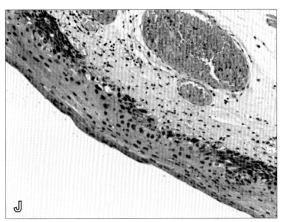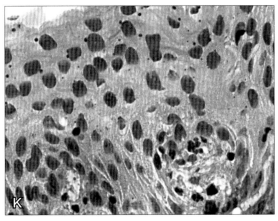

图 1-38　A. 白光：食管见一不规则片状黏膜发红，血管纹理消失，局部边缘凹凸不平；B. 碘染色：病变处不染色；C. NBI：病变区域呈茶褐色；D. NBI+ 放大：IPCL 扭曲，延长；E. EUS：病变处前两层结构融合增厚呈低回声，黏膜下层连续完整，周边未探及肿大淋巴结；F. 围绕病变外缘 2mm 处进行点标记；G. 完整剥离病变后的创面；H、I. 固定 ESD 切除标本，再次碘染色明确病变完整切除；J、K. ESD 术后病理结果：（食管距门齿 26 ～ 34cm 处，ESD）鳞状上皮低级别上皮内瘤变，局灶呈中 - 重度不典型增生，四周切缘及底切缘未见瘤变组织

**病例 39** 李××，男，71 岁，主因"纳差伴乏力半月余"

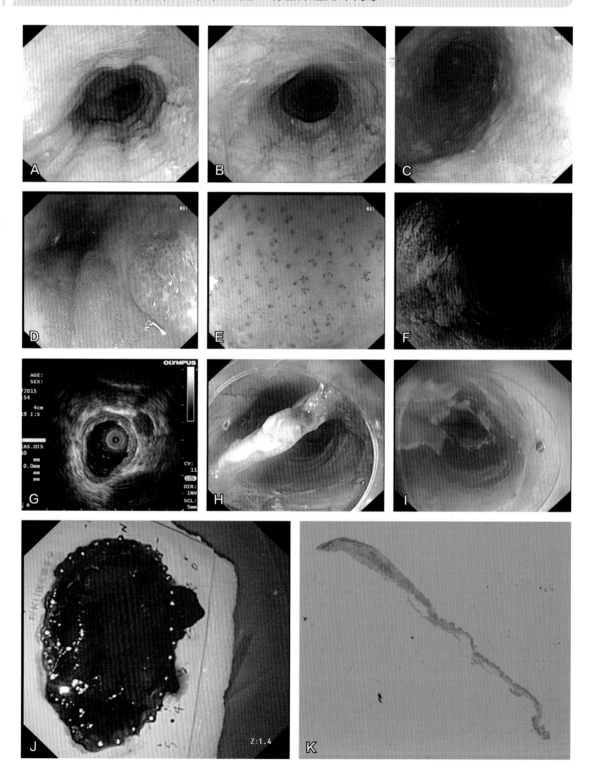

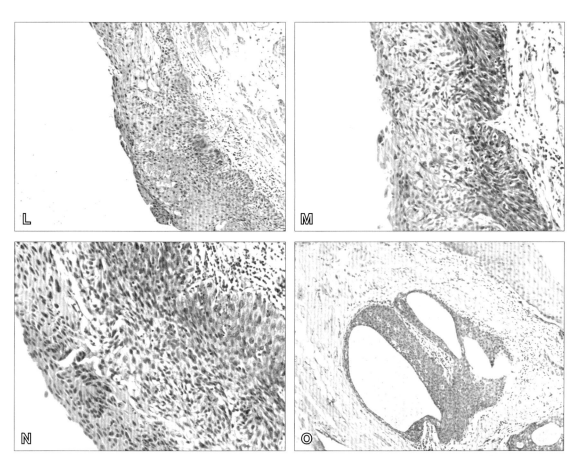

图 1-39 A．白光：少量注气下食管见一不规则黏膜粗糙、色泽略发白；B．白光：充分注气下粗糙黏膜平展，柔软度可；C、D．NBI：病变区域呈茶褐色，与周围黏膜分界明显；E．NBI+ 放大：IPCL Ⅳ～Ⅴ 1 型；F．碘染色：清晰显露病变，病变处呈淡染色；G．EUS：食管中上段病变处前两层结构融合增厚呈低回声，侵及黏膜下层，周边可探及大小约 0.9cm×0.7cm 椭圆形低回声病变；H．用隧道下黏膜剥离术剥离病变黏膜；I．完整剥离病变后的创面；J．固定 ESD 切除标本，再次碘染色明确病变完整切除；K～O．ESD 术后病理结果：光镜下示取材深达黏膜下层，食管黏膜高级别上皮内瘤变，大小约 1.5cm×1.1cm，累及黏膜下层腺体（早癌）四周切缘及底切缘未见癌组织侵及

**病例 40** 晁 ××，男，51 岁，主因"间断上腹疼痛不适半年"

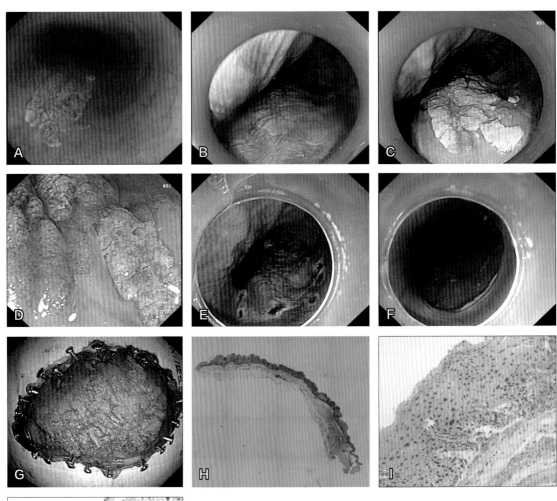

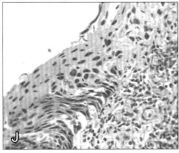

图 1-40 A．白光：见片状黏膜粗糙呈斑块状，色泽略发白；B．碘染色：清晰显露病变，病变处不染色；C．NBI：病变区域发白；D．NBI+ 放大：白色物质影响观察，白色物质间见 IPCL 密集，增粗，扭曲，极向紊乱；E．围绕病变外缘 2mm 处进行点标记；F．完整剥离病变后的创面；G．固定 ESD 切除标本；H～J．ESD 术后病理结果：鳞状细胞癌，原位癌为主，局部浸润至固有层，脉管腔内未见瘤栓；侧切缘及底切缘未见癌侵及，侧切缘鳞状上皮部分区域呈轻度不典型增生

第二部分

早期胃癌病例

2

**病例 1** 唐××，女，70岁，主因"间断腹胀 2 个月"

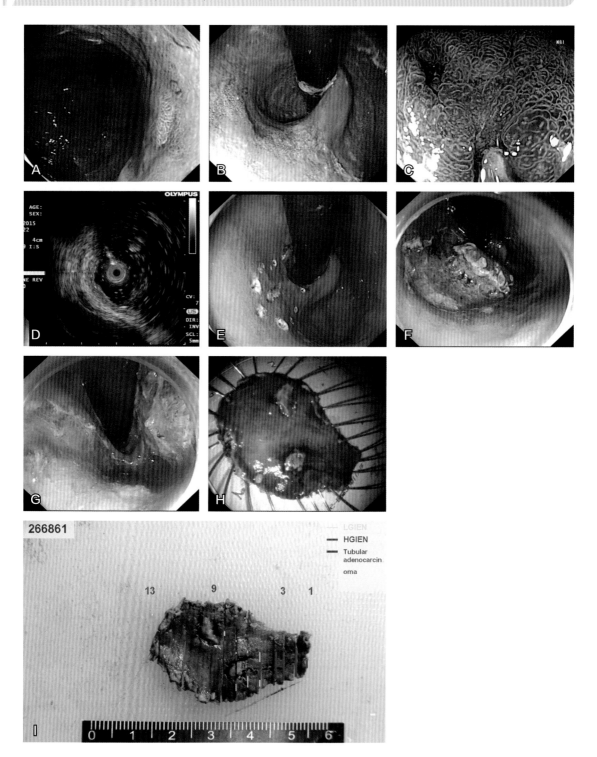

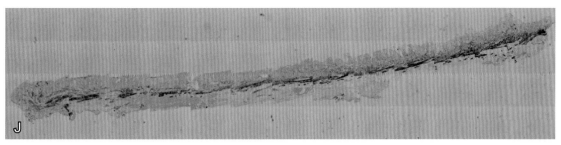

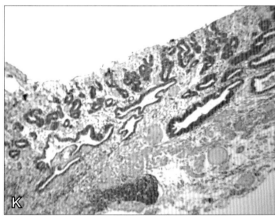

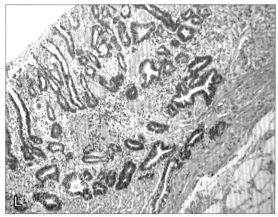

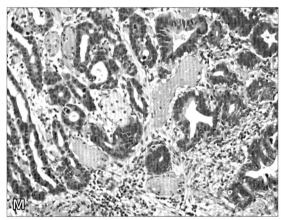

图 2-1　A、B. 白光 + 白醋染色：贲门直视及胃底翻转镜身均在见贲门片状黏膜粗糙，白醋染色后病变发红；C. NBI+ 放大：病变凹陷部位微结构消失，微血管扩张、扭曲；D. EUS：贲门病变处胃壁增厚，前两层融合，呈低回声，黏膜下层连续完整；E. 病变取活检处溃疡形成，围绕病变外缘 2mm 处进行点标记；F. 标记点外缘 2mm 处切开病变黏膜层剥离病变黏膜；G. 完整剥离病变后的创面；H. 固定 ESD 切除标本；I. 病变黏膜复原图；J ～ M. ESD 术后病理结果：高 - 中分化腺癌（Lauren 分型：肠型，0- Ⅱ c），癌灶大小 1.8mm×0.7mm，癌大部分局限于黏膜内，局部侵犯黏膜肌层，脉管腔内未见瘤栓，3 号切片癌组织距侧切缘 1mm，垂直切缘未见癌侵及，肛侧切缘见高级别上皮内瘤变腺体（0- Ⅱ b+ Ⅱ c，1.8mm×0.7mm，tub2，T1a-MM，ly0，v0，VM-）；癌周胃黏膜呈萎缩性胃炎中 - 重度，肠化中 - 重度改变，并可见直径 0.7cm 的胃溃疡病灶（8、9 号切片）。免疫组化染色：癌细胞示 CK8/18 （++），C-erbB-2 （1+），Ki-67 > 70%+

**病例2** 殷××，男，68岁，主因"间断腹胀1年"

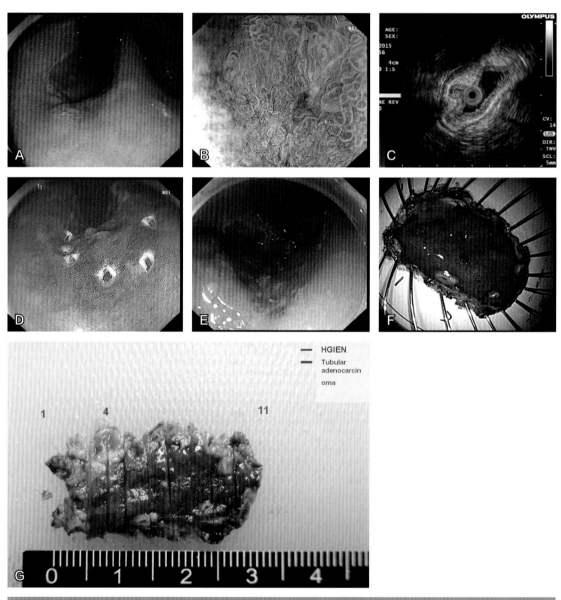

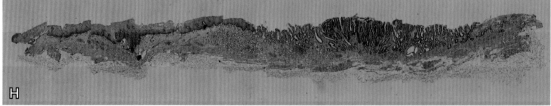

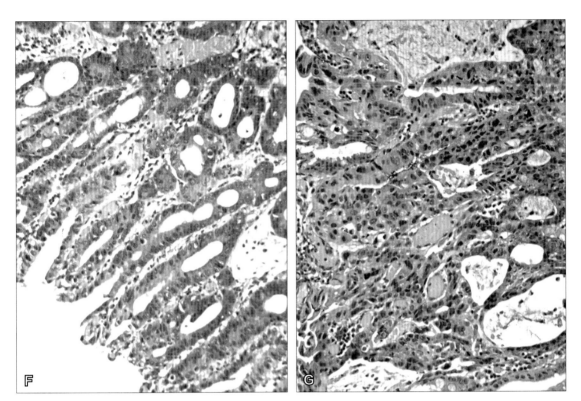

图 2-2　A．白光：胃底翻转镜身见贲门片状黏膜粗糙，边缘略隆起，色泽较周边黏膜发白，中央发红；B．NBI+ 放大见病变黏膜边界线清晰，病变部位微血管及微结构紊乱；C．EUS：贲门病变处胃壁增厚结构清晰，前两层融合，呈低回声，黏膜下层连续完整；D．NBI 下围绕病变外缘 2mm 处进行点标记；E．完整剥离病变后的创面；F．固定 ESD 切除标本；G．病变黏膜复原图；H～J．ESD 术后病理结果：中分化腺癌（Lauren 分型：肠型），癌灶大小 1.1mm×0.5mm，癌局限于黏膜内，脉管腔内未见瘤栓，4 号切片癌组织距侧切缘 4mm，侧切缘及垂直切缘未见癌侵及（0-Ⅱ a+Ⅱ c，1.1mm×0.5mm，tub2，T1a-LPM，ly0，v0，LM-，VM-）；癌周胃黏膜呈萎缩性胃炎中 - 重度，肠化中度，部分肠化腺体核轻度异型

**病例 3** 后××，男，46 岁，主因"发现乙肝表面抗原阳性 3 个月"

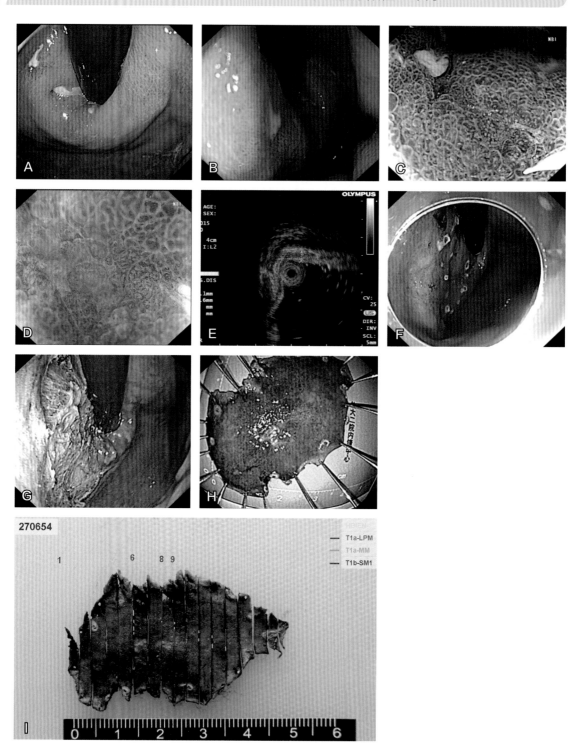

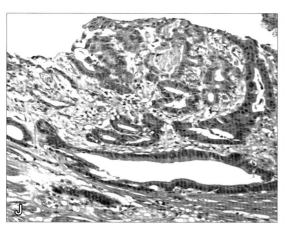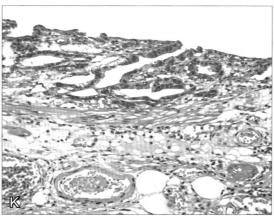

图 2-3　A、B. 白光：胃底翻转镜身于贲门口远端胃体小弯近后壁可见一黏膜轻度隆起，中央凹陷，并可见溃疡形成（活检所致）；C. NBI：病变黏膜局部呈茶褐色，见边界线；D. NBI+ 放大见边界线，病变部位微结构紊乱；E. EUS：贲门黏膜病变处，局部黏膜层增厚，呈低回声改变，内部回声均匀界面层可见点状高回声，黏膜层厚度约 4.1mm，黏膜下层连续完整；F. 围绕病变外缘 2mm 处进行点标记；G. 完整剥离病变后的创面；H. 固定 ESD 切除标本；I. 病变黏膜复原图；J、K. ESD 术后病理结果：（贲门 ESD 黏膜切除术）高 - 中分化腺癌（Lauren 分型：肠型），癌大部分局限于黏膜内，局灶浸润黏膜肌层（10 号切片，癌灶距基底部切缘 230μm），包含重度异型增生在内的病变区大小为 2cm×1.5cm，癌灶距侧切缘最近处 0.4cm（8 号切片），脉管腔内未见癌栓，侧切缘及垂直切缘未见癌侵及（0- II c+ II b，20mm×15mm，T1a-MM，ly0，v0，LM-，VM-）

**病例4** 祁××，男，66岁，主因"间断恶心、呕吐半年余"

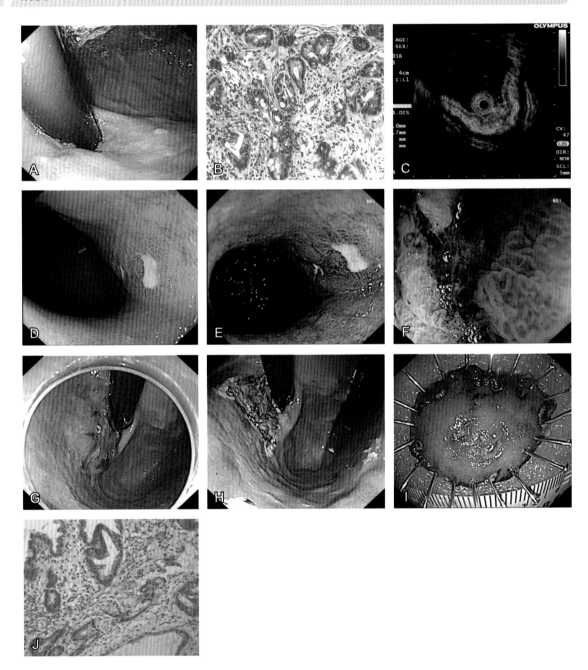

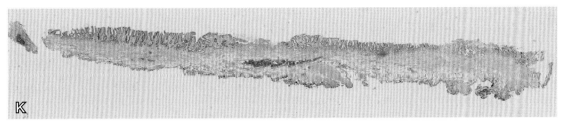

图2-4 A．白光：贲门一约5mm×5mm片状黏膜发红，中央略凹陷；B．活检病理：（贲门）萎缩性胃炎轻度，肠化轻度，部分腺体伴高级别上皮内瘤变；C．EUS：贲门病变处黏膜层略增厚，回声偏低，其余管壁层次结构完整；D．二次胃镜检查见贲门小溃疡形成（取活检后改变）；E．NBI：溃疡边缘黏膜呈茶褐色；F．NBI+ME：溃疡白色部位旁黏膜局部与周边黏膜有边界；G．围绕病变外缘2mm处进行点标记，黏膜下注射配制的注射液；H．完整剥离病变后的创面；I．固定ESD切除标本；J、K．ESD术后病理结果：（贲门）高分化腺癌（7～9号切片，日本胃癌诊断标准），病灶跳跃性分布，大小1.2cm×0.7cm，癌局限于黏膜固有层，脉管腔内未见瘤栓，癌周胃黏膜呈萎缩性胃炎中-重度，肠化轻度，部分肠化腺体核轻度异型，水平切缘（7号切片癌距水平切缘6mm）及垂直切缘未见癌侵及，黏膜见两处表浅溃疡病灶，考虑与前次活检相关［tub1，12mm×7mm，T1a，UL+，ly0，v0，LM-（7#，6mm），VM-］

**病例 5** 李 ××，男，51 岁，主因 "间断上腹部不适 2 个月余"

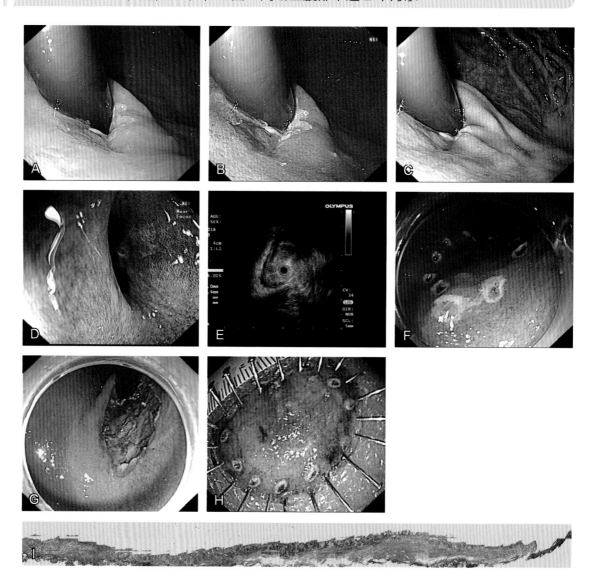

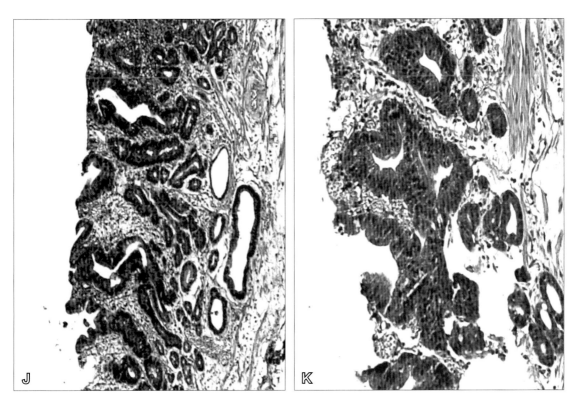

图 2-5　A．白光：贲门片状黏膜发红、粗糙；B．NBI 病变呈茶褐色；C．亚甲蓝染色勾勒病变轮廓；D．NBI+ 放大：二次胃镜检查，病变处活检后改变，呈茶褐色；E．EUS：贲门远端黏膜病变处，黏膜前 2 层融合呈低回声改变，轻度增厚，黏膜下层部分有中断现象，病变切面约 7.0mm×3.4mm；F．围绕病变外缘 2 ～ 3mm 处进行点标记；G．完整剥离病变后的创面；H．固定 ESD 切除标本；I ～ K．ESD 术后病理结果：（贲门胃底）萎缩性胃炎中度，肠化轻度，伴部分腺体不典型增生中 - 重度（6 号切片），呈高级别上皮内瘤变，局部区域癌变为高分化腺癌（7 号切片），癌组织侵及黏膜肌浅层，侧切缘及底切缘未见不典型增生组织

**病例6** 杨××，男，52岁，主因"上腹胀痛伴反酸、烧心4个月"

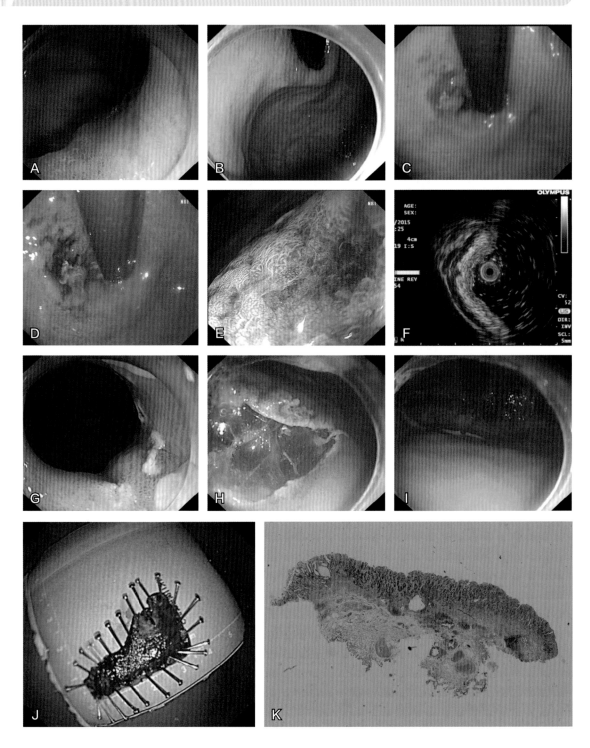

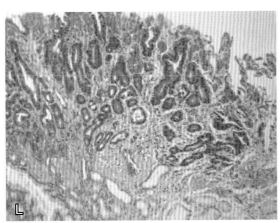
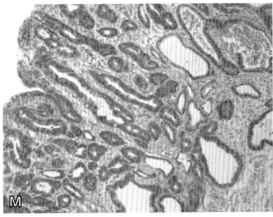
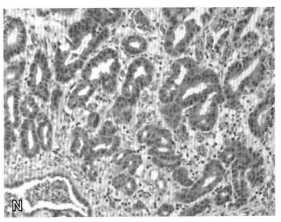

图 2-6　A．白光：直视下见贲门局部黏膜粗糙，部分区域凹陷；B、C．胃底翻转镜身于贲门见大小约
1.0cm×1.0cm 黏膜粗糙、发红，中央略凹陷，呈褪色改变；D、E．NBI+ME：病变发红区域呈茶褐色，
放大观察见边界线清晰，微结构紊乱；F．EUS：贲门病变处胃壁增厚结构清晰，前两层融合，呈低回声，
黏膜下层、固有肌层连续完整；G．围绕病变外缘 2mm 处进行点标记；H．剥离黏膜下层见粗大的血管；
I．完整剥离病变后的创面；J．固定 ESD 切除标本；K ~ N．ESD 术后病理结果：高 - 中分化腺癌（Lauren
分型：肠型），癌侵犯黏膜肌层，一侧切缘见高级别上皮内瘤变腺体，底切缘及其余切缘未见癌侵及

**病例 7** 刘 × ×，女，62 岁，主因"间断上腹痛伴反酸、嗳气 2 个月"

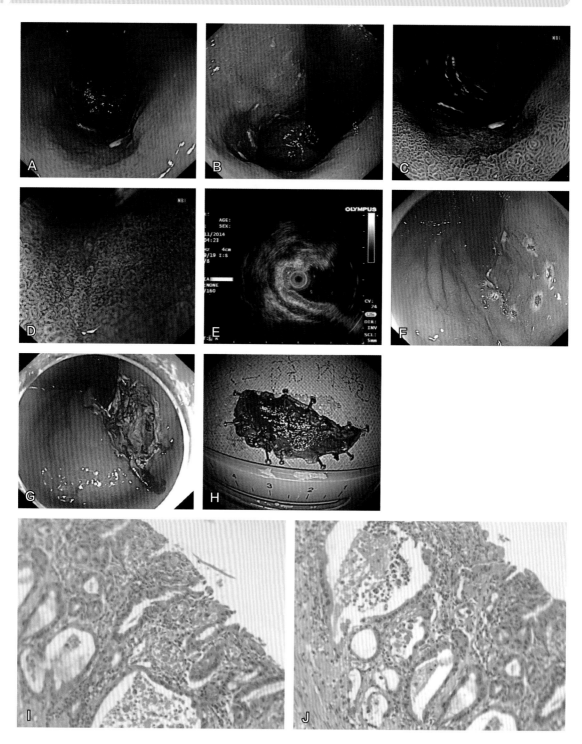

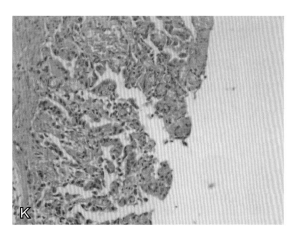

图 2-7　A、B．白光：胃底翻转镜身于贲门见一约 1.5cm×0.8cm 略凹陷性病变，病变边缘较锐利，病变基底部略粗糙，色发红，局部有少量白苔；C．NBI：病变呈茶褐色；D．NBI 近景观察凹陷部位见边界线，部分微结构紊乱；E．EUS：病变处黏膜层增厚，第 1、2 层层次结构不清，呈低回声改变，黏膜下层增厚，尚完整，壁外未见肿大淋巴结；F．围绕病变外缘 2mm 处进行点标记；G．完整剥离病变后的创面；H．固定 ESD 切除标本；I～K．ESD 术后病理结果：（贲门小弯侧）中分化腺癌，癌组织侵及黏膜肌，黏膜下层及神经、脉管未见癌组织累及，四周切缘及基底部未见癌组织累及

**病例8** 王××，男，63岁，主因"上腹部不适1年，胸骨后疼痛3个月"

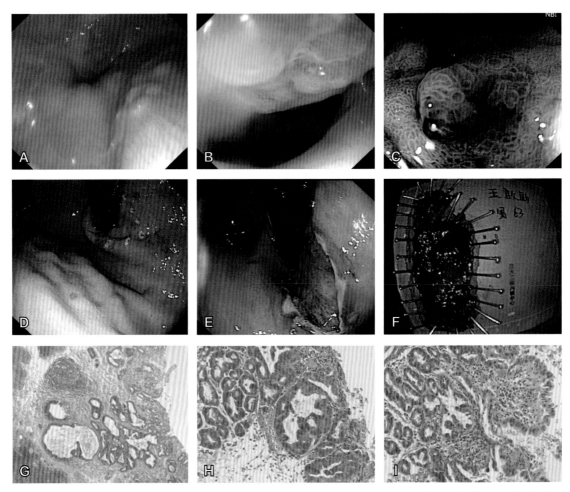

图2-8 A. 白光：贲门近齿状线一凹陷性病变，凹陷处粗糙覆薄白苔，边缘发红、饱满；B. 白光近距离观察病变边界不规则；C. NBI+ 放大：病变边界线清晰，微结构紊乱，微血管扩张，扭曲；D. 亚甲蓝染色后围绕病变外缘2mm处进行点标记；E. 完整剥离病变后的创面；F. 固定ESD切除标本；G～I. ESD术后病理结果：贲门部凹陷性（Ⅱc型）中分化管状腺癌，部分为乳头状腺癌（Lauren分型：肠型），大小2cm×1.5cm×0.2cm，癌侵及黏膜肌层，脉管腔内未见瘤栓，食管壁、四周切缘及底切缘未见癌组织侵犯；癌周胃黏膜呈萎缩性胃炎重度，伴腺体低级别上皮内瘤变及轻度肠化

**病例9** 樊××，男，46岁，主因"间断剑突下隐痛2个月"

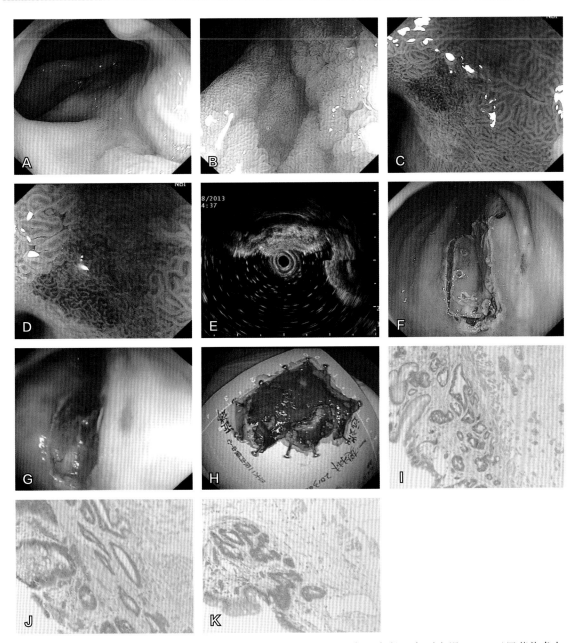

图2-9　A．白光：贲门不规则片状黏膜略凹陷，色泽发红，边界清晰，表面光滑；B．亚甲蓝染色勾勒病变轮廓；C．NBI见病变黏膜呈茶色；D．NBI+放大：病变部位边界线清晰，微结构欠规整，微血管异形；E．EUS：贲门病变处胃壁层次尚清晰，病变来源于黏膜层，低回声，黏膜肌层完整，周边未探及肿大淋巴结；F．标记点外缘2mm处切开病变黏膜层，剥离病变黏膜；G．完整剥离病变后的创面；H．固定ESD切除标本；I～K．ESD术后病理结果：（贲门ESD标本）高分化腺癌，癌组织侵及黏膜肌，未突破黏膜肌，神经、脉管未见癌组织累及，四周切缘及基底部切缘未见癌组织累及

**病例 10** 陈 × ×，女，73 岁，主因"间断反酸 1 年"

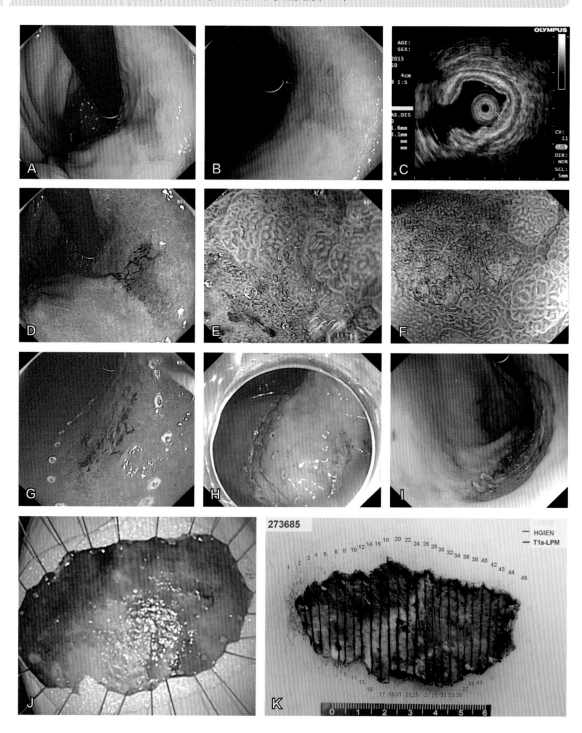

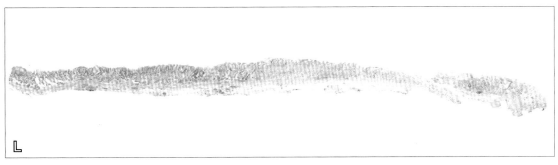

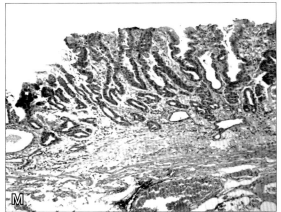
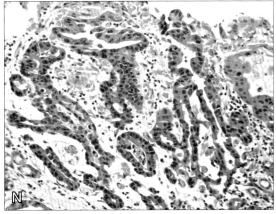

图 2-10　A. 白光：胃体小弯侧近胃角见片状黏膜略凹陷，色泽发红，边界清晰；B. 白光下注气后病变平展隆起较前明显，见黏膜粗糙呈斑块状；C. EUS：病变处黏膜层及黏膜肌层增厚约 3.1mm、呈低回声，局部黏膜浅层缺损，黏膜下层及其余层次结构完整；D. NBI 清晰显示病变，病变呈茶褐色；E、F. NBI+ 放大：边界线清晰，微结构及微血管紊乱，局部微结构消失；G. 围绕病变外缘 3mm 处进行点标记；H. 标记点外缘约 2mm 处切开黏膜层，剥离病变；I. 完整剥离病变后的创面；J. 固定 ESD 切除标本；K. ESD 术后标本还原图；L～N. ESD 术后病理结果：（胃体小弯 ESD 黏膜切除标本）中分化腺癌（Lauren 分型：肠型；0- Ⅱ c+ Ⅱ a），癌灶大小 21mm×18mm，癌局限于黏膜内，脉管腔内未见瘤栓，30 号切片癌组织距侧切缘 11mm，侧切缘及垂直切缘未见癌侵及（0- Ⅱ c+ Ⅱ a，21×18mm，Tub2，T1a-LPM，ly0，v0，LM-，VM-）；癌周胃黏膜呈萎缩性胃炎重度，肠化重度，部分肠化腺体核轻度异型。免疫组化染色：癌细胞示 CK8/18（+++），C-erbB-2（1+），P53（-），Ki-67 ＞ 80%+；MLH-1、PMS-2、MSH-2、MSH-6 均表达提示本例胃癌组织中不存在微卫星不稳定性

病例 11　王 ×，男，71 岁，主因"间断纳差半年"

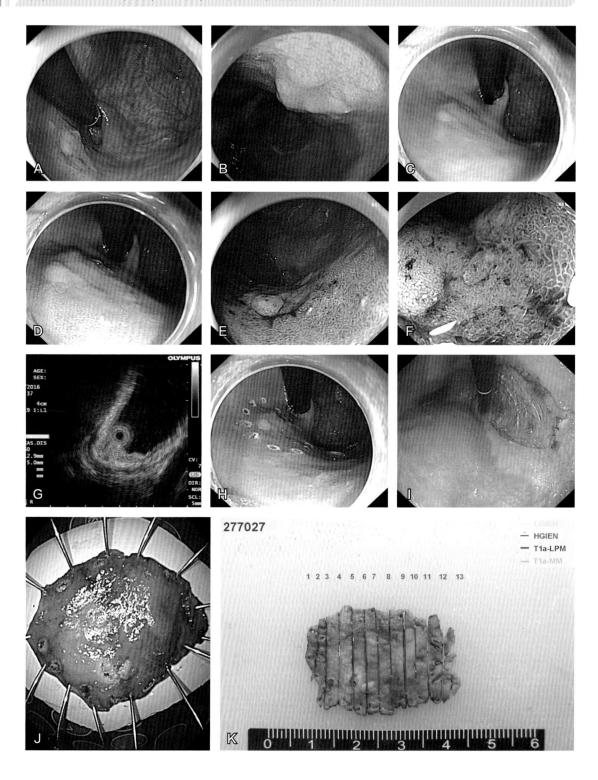

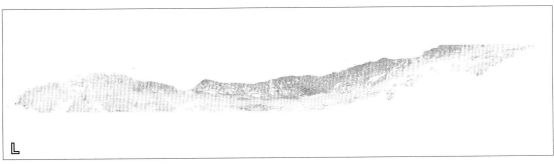

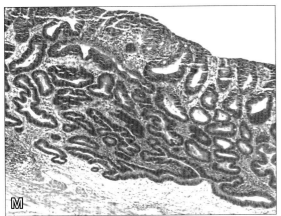
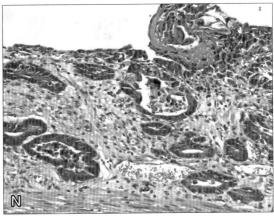

图 2-11　A．白光：初次检查见贲门下方胃体上部小弯侧处见约 1.3cm×1.3cm 表浅隆起性病变，局部浅凹陷；B．初次检查正视观察病变表面呈结节样，局部凹陷；C、D．内镜治疗前再次远距离及近距离观察病变，见表面凹凸不平，其间可见一处浅凹陷；E．NBI 显示病变凹陷处呈茶褐色改变；F．NBI+ 放大：腺管紊乱，局部微血管增粗，病变边界清晰；G．EUS：病变来源于第 1、2 层，呈低回声，向腔内略突出，黏膜下层完整，局部黏膜下层增厚，其余管壁层次未见异常；H．围绕两处病变外缘 2mm 处进行点标记；I．完整剥离病变后的创面；J．固定 ESD 切除标本；K．ESD 术后标本还原图；L～N．ESD 术后病理结果：（胃体小弯 ESD 术切除黏膜标本）高 - 中分化腺癌，癌大部分局限于黏膜固有层，局部侵犯黏膜肌层（0- Ⅱ a+ Ⅱ c，T1a-MM），局部表面糜烂，包括原位癌在内的病灶面积为 20mm×18mm，腺癌距水平切缘最近处 2mm（10号切片），水平切缘及垂直切缘未见癌侵及；癌周胃黏膜呈萎缩性胃炎中 - 重度，伴腺体重度肠化，少数腺体呈低级别上皮内瘤变；8 号、10 号切片局部固有层消失，代之以少量炎性肉芽组织，表面被覆反应性异型增生上皮，考虑为前次活检后修复性改变（0- Ⅱ a+ Ⅱ c，20mm×18mm，T1a-MM，ly0，v0，LM-，VM-）。免疫组化染色：癌细胞示 C-erbB-2（2+），P53 > 90%+，Ki-67 > 30%+

**病例 12** 陈××，男，50 岁，主因"间断腹胀 2 个月"

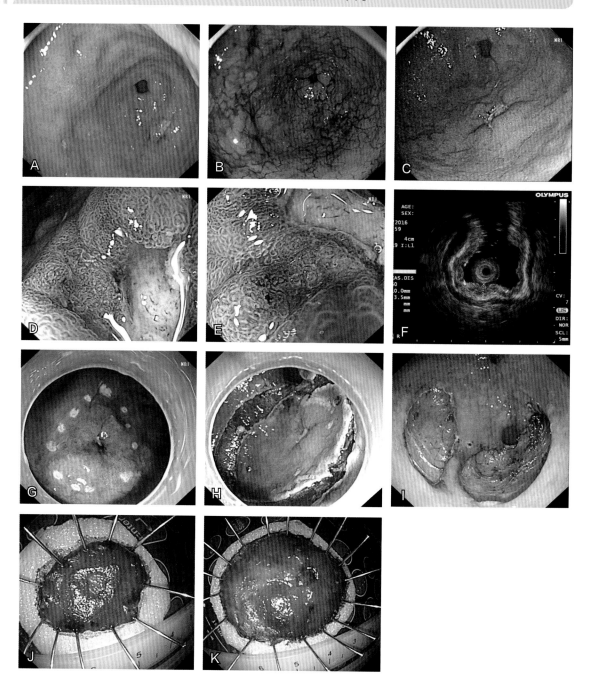

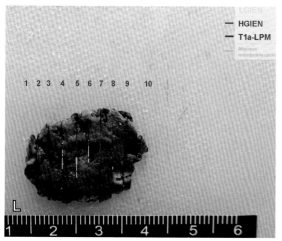
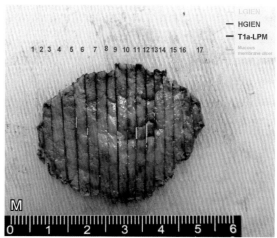

图 2-12　A．白光见胃窦 2 处病变：胃窦前壁及胃窦大弯侧近幽门前区共见两处溃疡样病变，底覆白苔，周边黏膜不规则略隆起；B．亚甲蓝染色后病变清晰；C．NBI 观察病变；D、E．NBI+ 放大：胃窦大弯侧病变偏向前壁侧局部腺体紊乱、微血管增粗、扭曲，白苔底部隐约见增粗网状血管；F．EUS：胃窦大弯侧病变处黏膜层增厚，中央黏膜层缺损，缺损旁黏膜呈低回声改变，病变切面约 10.0mm×3.5mm，黏膜下层及以外管壁层次结构完整，壁外未见肿大淋巴结；G．分别围绕两处病变外缘 2mm 处进行点标记；H．标记点外缘约 2mm 处切开黏膜层，剥离病变；I．完整剥离病变后的创面；J、K．分别固定胃窦前壁病变和胃窦大弯侧病变 ESD 切除标本；L、M．ESD 术后标本还原图：L- 胃窦前壁，M- 胃窦大弯侧近幽门前区

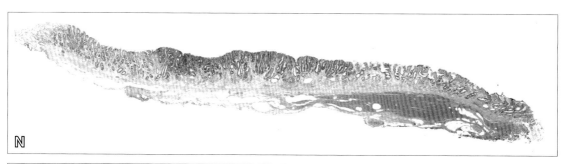

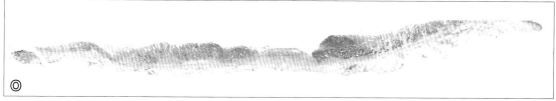

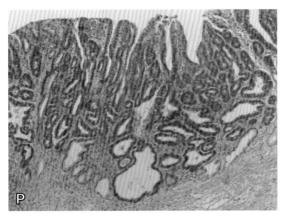
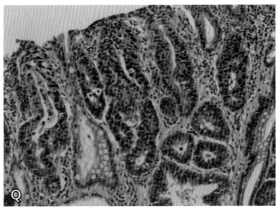

图 2-12（续） N～Q. ESD 术后病理结果：L- 胃窦前壁，M- 胃窦大弯侧近幽门前区：（胃窦前壁）中分化腺癌，癌侵犯黏膜固有层（T1a-LPM，Ⅱa+Ⅱc），脉管腔内未见瘤栓；癌周胃黏膜呈萎缩性胃炎中 - 重度，伴腺体低级别上皮内瘤变及中 - 重度肠化，部分肠化腺体核轻度异型；癌距水平切缘最近处达 0.5cm（4 号切片），水平切缘及垂直切缘未见癌侵及（0-Ⅱa+Ⅱc，8mm×7mm，T1a-LPM，ly0，v0，LM-，VM-），5 号切片黏膜局部见表浅溃疡，6 号切片固有层局部消失，考虑为活检所致（胃窦大弯 ESD 黏膜切除术标本）中分化腺癌，癌侵犯黏膜固有层（T1a-LPM，Ⅱa+Ⅱc），脉管腔内未见瘤栓；癌周胃黏膜呈萎缩性胃炎中 - 重度，伴腺体低级别上皮内瘤变及中 - 重度肠化，部分肠化腺体核轻度异型；癌距水平切缘最近处达 1.1cm（12 号切片），水平切缘及垂直切缘未见癌侵及（0-Ⅱa+Ⅱc，10mm×9mm，T1a-LPM，ly0，v0，LM-，VM-）11、12 号切片黏膜见表浅溃疡。考虑为活检所致免疫组化染色：癌细胞示 Ki-67 > 90%+；C-erbB-2（1+）

## 病例 13　刘 ××，男，36 岁，主因"间断上腹部不适 3 年余"

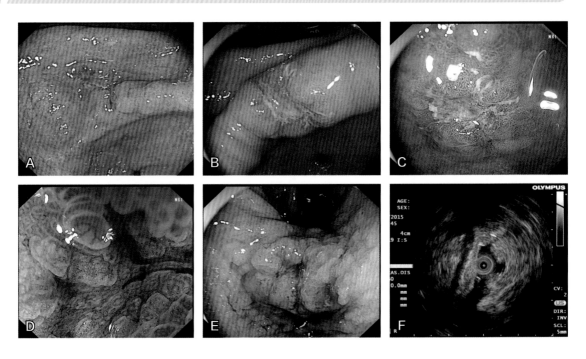

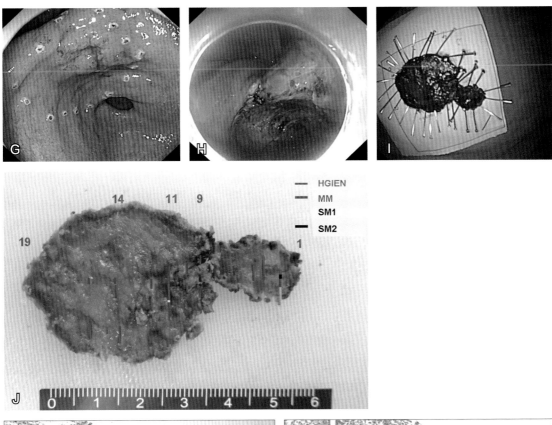

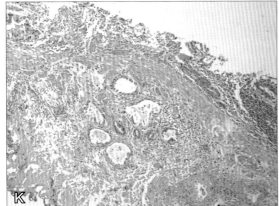

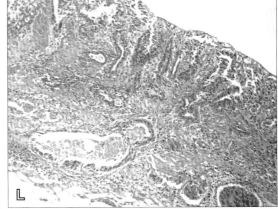

图 2-13　A．白光：胃窦小弯侧近胃角见不规则黏膜略隆起，中央略凹陷，边缘呈结节样隆起，较周边黏膜色泽发白，局部发红；B．白光抽气后病变交前略隆起，中央凹陷部位柔软度欠佳；C．NBI：病变较周边黏膜呈茶褐色；D．NBI+ 放大：观察见病变边界，局部血管扭曲增粗延长，部分血管极向紊乱，腺管尚存在；E．亚甲蓝染色勾勒出病变轮廓；F．EUS：胃窦小弯壁病变处前两层结构融合增厚呈低回声，黏膜下层连续完整；G．围绕病变外缘 2mm 处进行点标记；H．完整剥离病变后的创面；I．固定 ESD 切除标本；J．病变黏膜复原图；K、L．ESD 术后病理结果：高 - 中分化腺癌（Lauren 分型：肠型，0-Ⅱa+Ⅱc），癌侵犯黏膜下层（最深处 SM2，距垂直切缘 230μm），脉管腔内未见瘤栓，11 号切片癌组织距侧切缘 0.2cm，垂直切缘及侧切缘未见癌侵及

**病例 14** 程××，男，66岁，主因"间断恶心、呕吐半年余"

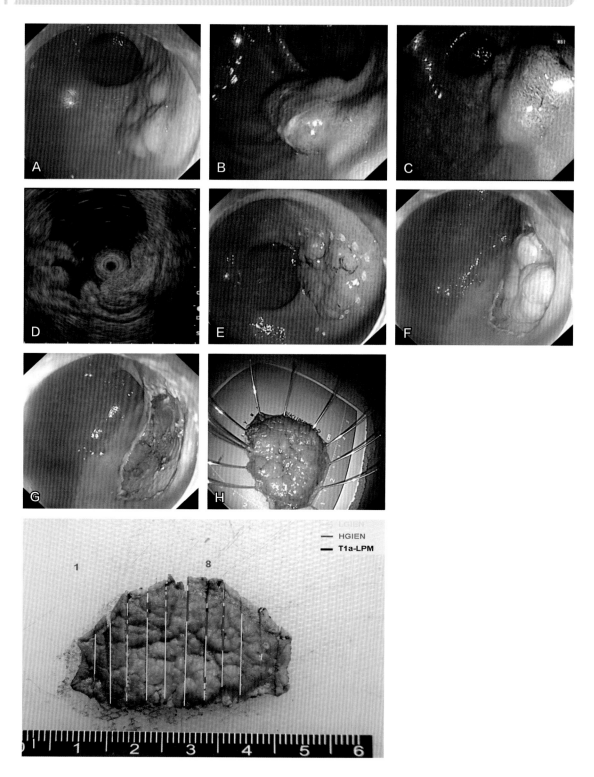

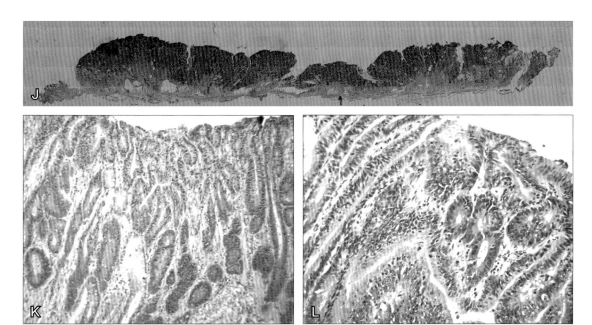

图2-14　A．白光：胃窦后壁见一约2.5cm×2.0cm隆起型病变，表面凹凸不平呈结节样，色泽同周边黏膜；B．适度抽气后病变黏膜较前隆起明显；C．NBI：病变黏膜局部呈茶褐色；D．EUS：病变呈低回声，来源于黏膜层，黏膜下层连续完整，周边未探及肿大淋巴结；E．围绕病变外缘2mm处进行点标记；F．标记点外缘2mm处切开病变黏膜层剥离病变黏膜；G．完整剥离病变后的创面；H．固定ESD切除标本；I．病变黏膜复原图；J～L．ESD术后病理结果：（胃窦后壁ESD黏膜切除标本）管状腺瘤，部分区域呈高级别上皮内瘤变（8号切片局部出现黏膜内浸润性癌，为中分化腺癌，8号切片癌组织距侧切缘7mm），基底切缘及侧切缘未见瘤变腺体残留，包括原位癌及重度异型增生在内的病变区面积为21mm×18mm，脉管腔内未见瘤栓（0-Ⅰ，21×18mm，T1a-LPM，ly0，v0，LM-，VM-）

**病例15** 裴××，男，64 岁，主因"间断上腹痛半年伴嗳气"

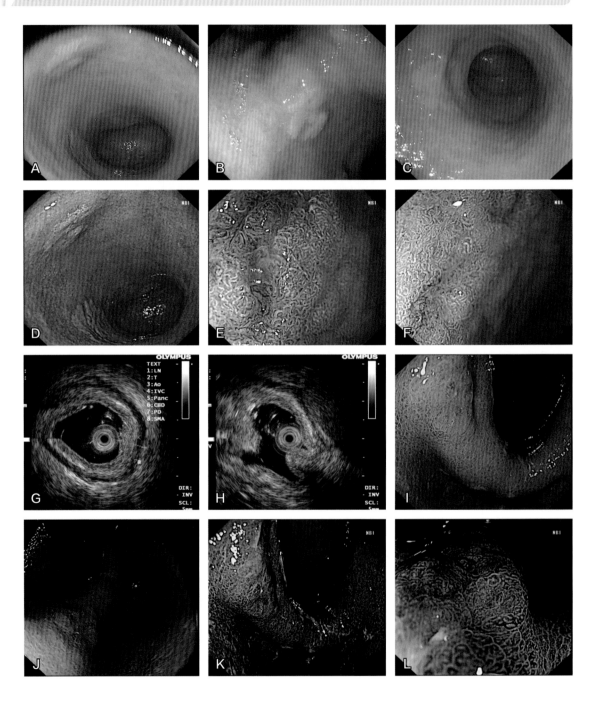

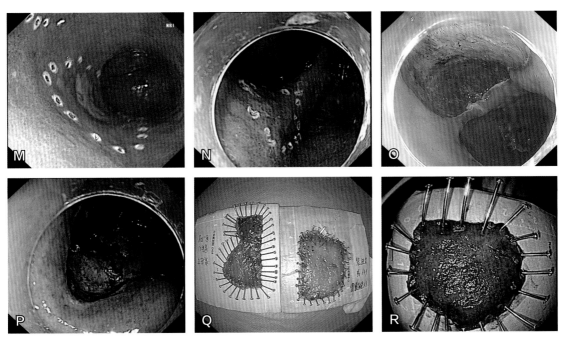

图 2-15　A～C. 白光：胃角后壁、胃窦小弯近胃角、胃窦前壁见 3 处片状黏膜呈褪色改变，表面略粗糙；
D. NBI：病变黏膜颜色较周边黏膜色淡；E、F. NBI 近景观察病变凹陷部位边界线清晰，微结构紊乱，
微血管异形；G. EUS：胃窦小弯侧病变处病变来源于黏膜层，呈低回声，黏膜下层中断，固有肌层完整；
H. 胃窦前壁病变处病变来源于黏膜层，呈低回声，黏膜下层完整，周边未探及肿大淋巴结；I、J. 同一患
者胃底翻转镜身于贲门见盘状隆起型病变，表面粗糙，调整角度见病变表面略凹陷；K、L. NBI+ 放大见边
界线，微结构及微血管欠规整；M、N. 分别围绕多处病灶外缘 2mm 处进行点标记；O、P. 完整剥离病变
后的创面；Q、R. 固定 ESD 切除标本

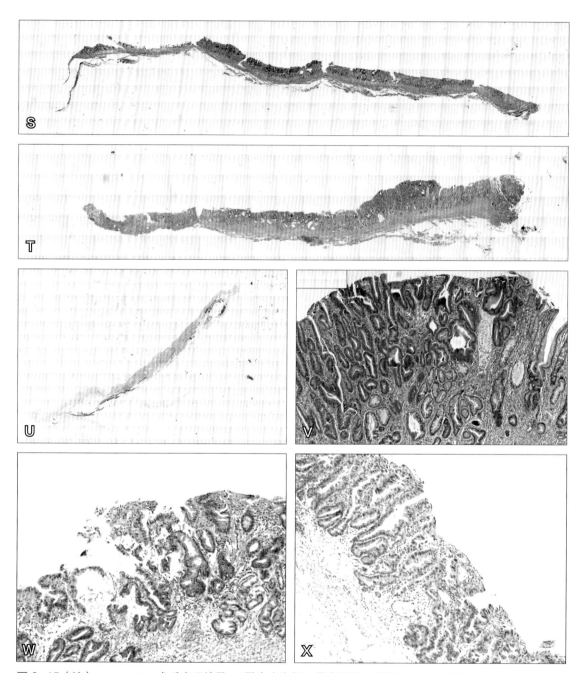

图2-15（续） S～X.ESD 术后病理结果：（胃窦小弯侧、胃窦前壁、胃底 ESD 术切除标本）高级别上皮内瘤变，周边黏膜呈萎缩性胃炎中度，肠化轻度改变，四周切缘及底切缘未见瘤变上皮

**病例 16** 范 ×，男，63 岁，主因"间断烧心 20 年，反酸、上腹不适 1 个月"

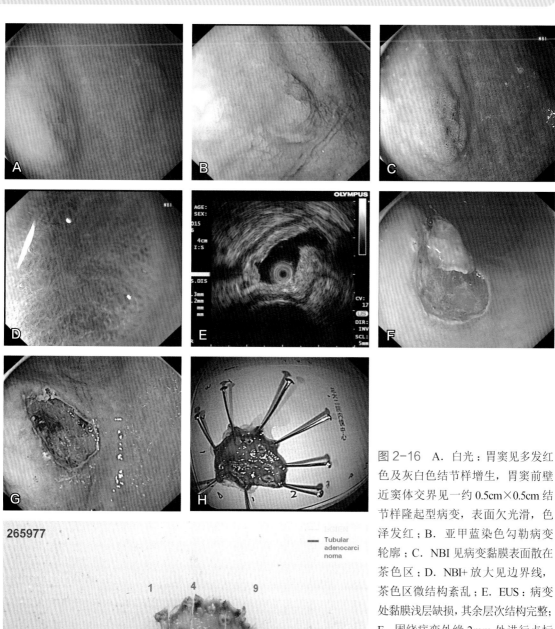

图 2-16 A. 白光：胃窦见多发红色及灰白色结节样增生，胃窦前壁近窦体交界见一约 0.5cm×0.5cm 结节样隆起型病变，表面欠光滑，色泽发红；B. 亚甲蓝染色勾勒病变轮廓；C. NBI 见病变黏膜表面散在茶色区；D. NBI+ 放大见边界线，茶色区微结构紊乱；E. EUS：病变处黏膜浅层缺损，其余层次结构完整；F. 围绕病变外缘 2mm 处进行点标记；在标记点外缘 2mm 处切开病变黏膜层剥离病变黏膜；G. 完整剥离病变后的创面；H. 固定 ESD 切除标本；I. 病变黏膜复原图

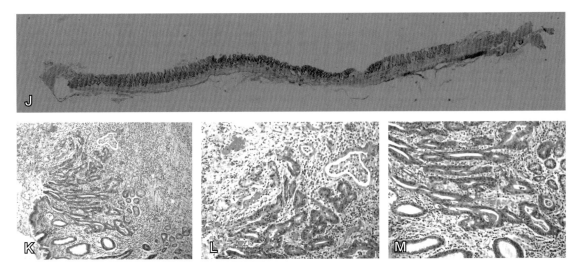

图 2-16（续） J～M. ESD 术后病理结果：（胃窦前壁 ESD 术切除标本）中分化腺癌（Lauren 分型：肠型，0- Ⅱ c），癌灶直径 0.7mm，癌局限于黏膜内，脉管腔内未见瘤栓，4 号切片癌组织距侧切缘 8mm，垂直切缘及侧切缘未见癌侵及（0- Ⅱ c，0.7mm，tub2，ly0，v0，LM-，VM-）；癌周胃黏膜呈萎缩性胃炎中度改变。免疫组化染色：癌细胞示 C-erbB-2（0）；MLH-1（+），PMS-2（+），MSH-2（+），MSH-6（+），提示该患者胃癌组织中不存在微卫星不稳定性

## 病例 17　拜 × ×，女，69 岁，主因"间断腹痛、腹胀 1 年余"

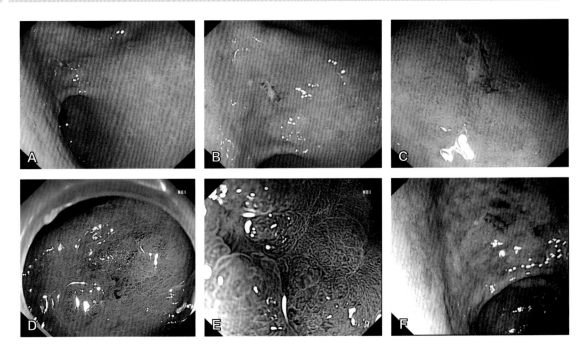

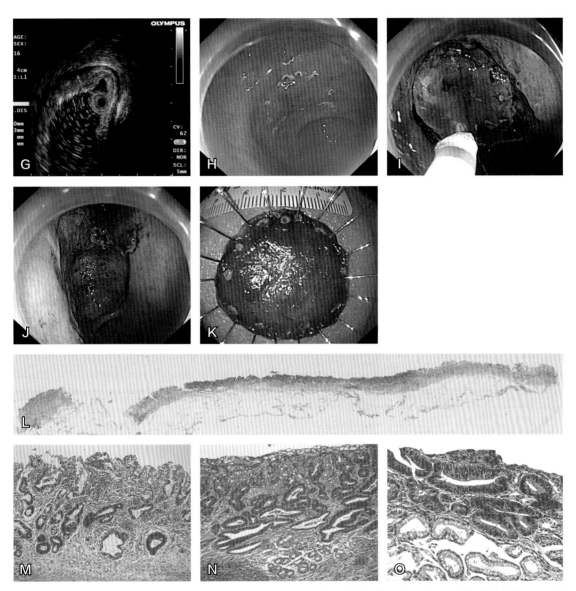

图 2-17　A. 白光：胃窦小弯侧近胃角可见一盘状隆起性病变，中央轻度凹陷、溃烂，覆有少量白苔；B. 适度抽气后病变黏膜较前隆起明显；C. 白光近距离观察见溃疡周边病变微血管紊乱；D、E. NBI+ME：病变黏膜局部呈茶褐色，界线清晰，局部微腺管开口规则，部分相互融合；F. 亚甲蓝染色后，边界清晰；G. EUS：病变处界面层回声偏高，黏膜层增厚，回声降低，所测切面约 14.0mm×4.3mm，黏膜下层回声降低，部分显示欠清；H. 围绕病变外缘 2mm 处进行点标记；I. 标记点外缘 2mm 处切开病变黏膜层剥离病变黏膜；J. 完整剥离病变后的创面；K. 固定 ESD 切除标本；L～O. ESD 术后病理结果：（胃窦小弯 ESD 术切除标本）管状腺瘤（4～11 号切片），伴上皮重度异型增生（5～11 号切片），局部癌变为高分化腺癌（5～10 号切片，大部分局限于黏膜固有层、6～7 号切片局部浸润黏膜肌层，pT1a），肿物表面糜烂，脉管腔内未见瘤栓；10～11 号切片固有层局部腺体消失或见肉芽组织形成，考虑与前次活检相关；腺瘤周围胃黏膜呈萎缩性胃炎中 - 重度，肠化中度，少数腺体轻度异型增生；水平切缘（癌距水平切缘 >6mm）及垂直切缘未见癌侵及

**病例 18**　裴××，男，64 岁，主因"间断上腹痛半年伴嗳气"

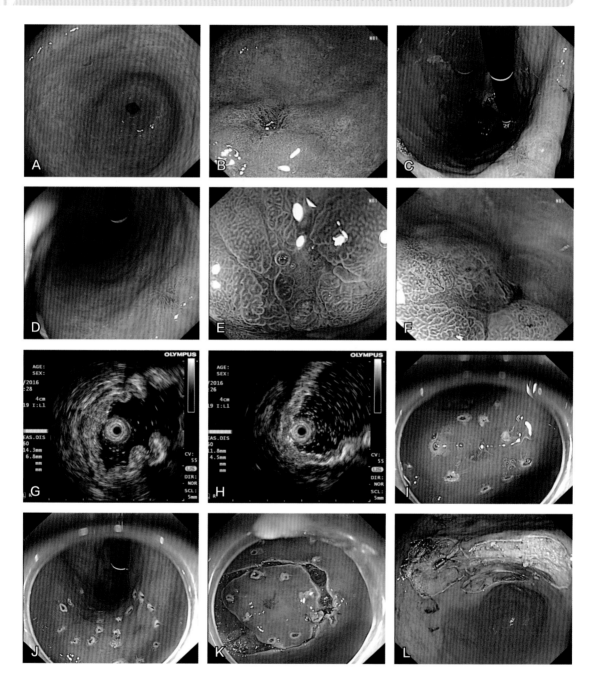

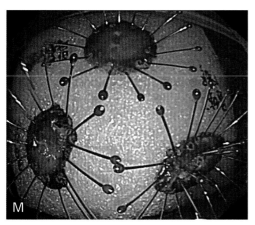
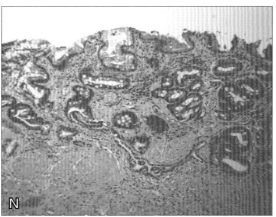
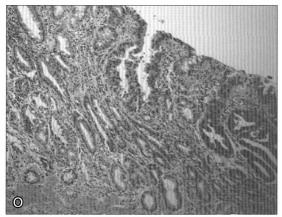
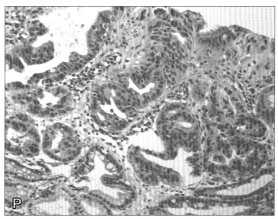

图 2-18　A、B. 白光胃窦小弯黏膜轻度凹陷发红，NBI 近距离观察可见局部血管轻度增粗，腺管开口尚规则；C、D. 白光：胃角近前壁见浅凹陷病变，中央凹陷，周边轻度隆起，呈放射状改变，其旁侧仍可见一溃疡瘢痕形成；E、F. NBI+ 放大观察：局部边界清晰，微结构增粗，部分微血管扭曲；G. EUS：胃窦小弯病变处局部黏膜层次结构欠清，黏膜层呈混合回声改变，以低回声为主，黏膜下层部分中断；H. EUS：胃角病变处局部黏膜肌层黏膜下层融合，呈低回声改变，黏膜下层中段；I、J. 围绕病变外缘 2mm 处进行点标记；K. 标记点外缘 2mm 处切开病变黏膜层剥离病变黏膜；L. 完整剥离病变后的创面；M. 固定 ESD 切除标本；N～P. ESD 术后病理结果：（胃角 ESD 术切除标本）平坦型 + 表浅凹陷型高 - 中分化腺癌，Lauren 分型：肠型，癌大部分位于黏膜固有层、局部浸润黏膜肌层（5～6 号切片，8～10 号切片），癌周局部见重度异型腺体（2～4 号切片、11 号切片，按日本标准诊断为高分化腺癌）；脉管腔内未见瘤栓；水平切缘呈萎缩性胃炎中 - 重度，肠化中度，部分肠化腺体伴核轻异型；水平切缘（9 号切片，8mm）及垂直切缘未见癌侵及（胃窦前壁 ESD 术切除标本）表浅凹陷型高 - 中分化腺癌，Lauren 分型：肠型，癌大部分位于黏膜固有层（13 号切片起始，17～21 号切片），局部浸润黏膜肌层（19～20 号切片），癌灶大小 9mm×5mm，癌周局部见重度异型腺体（23 号切片）；脉管腔内未见瘤栓；水平切缘呈萎缩性胃炎中 - 重度，肠化中度，部分肠化腺体伴核轻异型；水平切缘（19 号切片，3mm）及垂直切缘未见癌侵及。免疫组化染色：癌细胞示 Syn（-），P53>90%+，C-erbB-2（2+），Ki-67>90%+，；MLH-1（+），MSH-2（+），MSH-6（+），PMS-2（+），说明本例胃癌组织中不存在微卫星不稳定性

**病例 19** 韩××，女，64 岁，主因"间断腹痛、腹胀 2 年余"

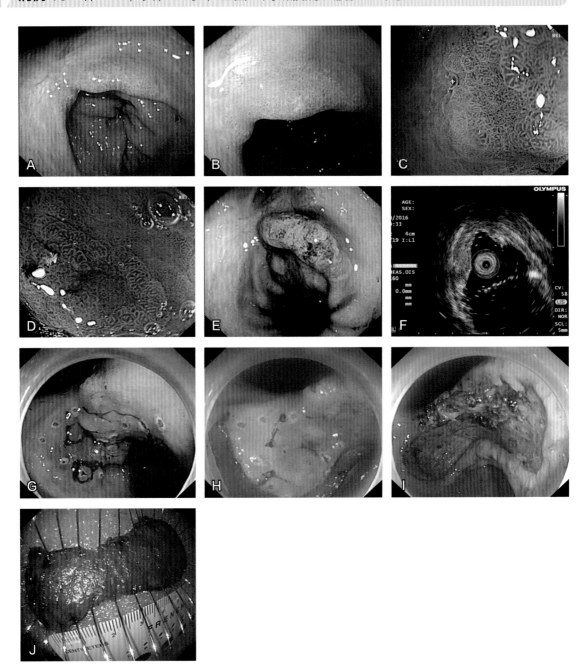

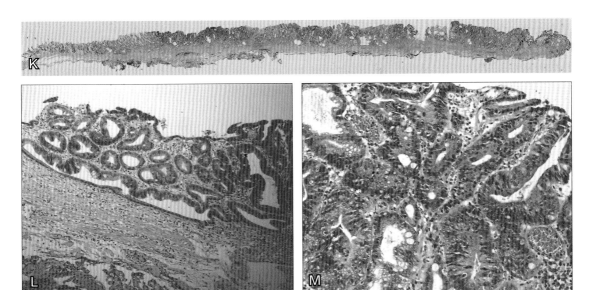

图 2-19 A. 白光：胃窦小弯侧白色瘢痕旁片状黏膜粗糙略隆起，局部略发红；B. 白光近距离观察可见边界线，微结构略异常；C、D. NBI：近距离观察病变边界清晰，微结构部分融合、紊乱，部分微血管显示不清；E. 亚甲蓝染色后清晰显示病变；F. EUS：病变处可见黏膜表层呈等回声样隆起，内部回声偏低，黏膜下层部分欠连续；G、H. 围绕病变外缘 2mm 处进行点标记，其外缘 2mm 处环周切开病变黏膜层剥离病变黏膜；I. 完整剥离病变后的创面；J. 固定 ESD 切除标本；K～M. ESD 术后病理结果：（胃窦小弯 ESD 术切除标本）管状腺瘤（6～23 号切片），部分区域恶变为高 - 中分化腺癌（8～22 号切片），表面糜烂，Lauren 分型：肠型，局部浸润黏膜肌层（9～14 号切片）；癌周胃黏膜呈萎缩性胃炎重度，肠化重度改变；脉管腔内未见瘤栓；水平切缘呈萎缩性胃炎中 - 重度，肠化重度；水平切缘及垂直切缘未见癌侵及

**病例 20** 王××，男，65岁，主因"腹胀、反酸半年余"

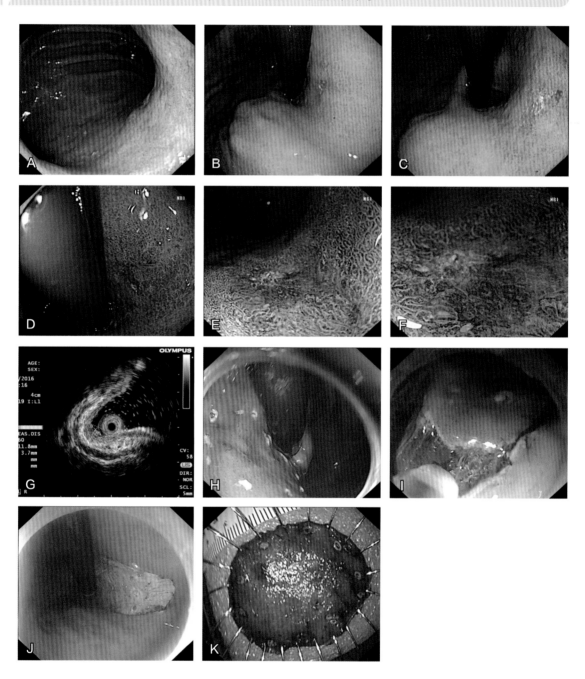

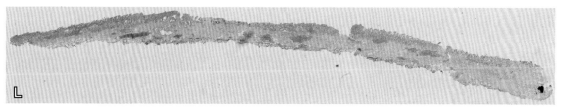

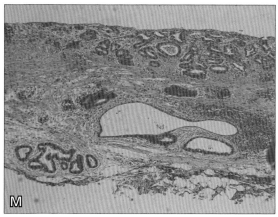
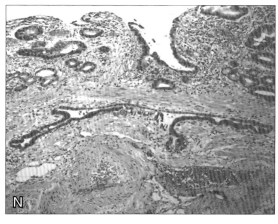

图 2-20　A．白光直视下见片状黏膜略粗糙、隆起，中央凹陷；B、C．白光倒镜观察病变见病变粗糙、发红，中央略凹陷、溃烂，局部覆有白苔；适度抽气后病变黏膜较前隆起明显；D．NBI：病变黏膜呈茶褐色；E、F．NBI+ME：病变边界清晰，微结构紊乱，微血管粗大、扭曲紊乱，局部消失；G．EUS：胃体上部小弯侧病变来源于黏膜层、呈低回声，切面约 11.8mm×3.7mm，黏膜下层及以外管壁层次结构完整；H．围绕病变外缘 2mm 处进行点标记；I．标记点外缘 2mm 处切开病变黏膜层剥离病变黏膜；J．完整剥离病变后的创面；K．固定 ESD 切除标本；L～N．ESD 术后病理结果：（胃体小弯 ESD 术切除标本）表浅凹陷型 + 平坦型高 - 中分化腺癌，伴神经内分泌分化，Lauren 分型：肠型，癌侵及黏膜肌层（11～16 号切片），局部浸润黏膜下层（12 号切片，140μm，SM1），癌灶大小 9mm×8mm，癌周胃黏膜呈萎缩性胃炎轻 - 中度，肠化轻度改变，部分肠化腺体伴核轻度异型；脉管腔内未见瘤栓；水平切缘（11 号切片，8mm）及垂直切缘（12 号切片，40μm）未见癌侵及，免疫组化染色：癌细胞示 Syn>10%+，P53>50%+，C-erbB-2（2+），Ki67>30%+，MLH-1（+），MSH-2（+），MSH-6（+），PMS-2（+）。MMR 错配修复蛋白 MLH-1、PMS-2、MSH-2、MSH-6 任意一项以上缺失（-），提示样本存在微卫星不稳定（MSI），根据免疫组化染色结果（MLH-1、PMS-2、MSH-2、MSH-6 均表达），本例胃癌组织中不存在微卫星不稳定性

**病例 21** 张 ××，女，58 岁，主因"腹胀 1 年"

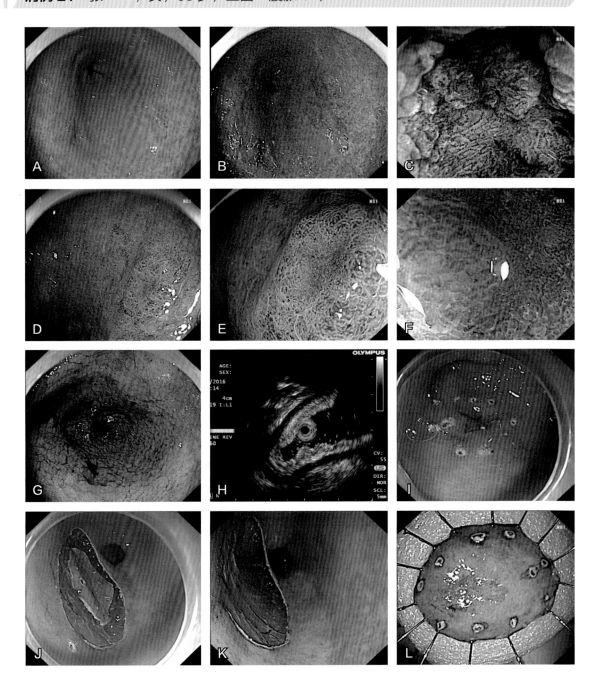

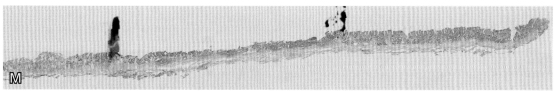

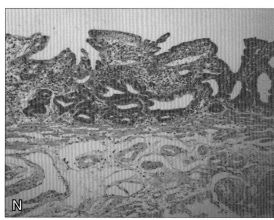
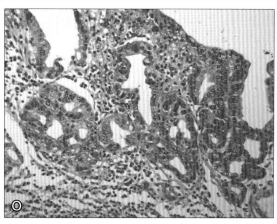

图 2-21　A．白光：胃窦大弯侧近前壁见一 1.0cm×1.4cm 浅凹陷性病变，中央发红，易出血，胃窦后壁见片状黏膜略粗糙，局部浅凹陷，色泽同周边黏膜；B．NBI：病变黏膜局部呈茶褐色，以前壁病变为主；C．NBI+ME：前壁病变边界清晰，凹陷处腺体紊乱，微血管增粗呈粗网格状，D～F．NBI+ME：后壁病变凹陷处微结构及血管规整，周边微结构略粗大；G．亚甲蓝染色后清晰显示前壁病变，后壁病变染色后无异常；H．EUS：胃窦大弯侧前壁及后壁病变处局部管壁黏膜层增厚，凹陷处黏膜浅层缺损，缺损旁黏膜呈低回声，其余管壁层次结构完整；I．围绕病变外缘 2mm 处进行点标记；J．标记点外缘 2mm 处切开病变黏膜层剥离病变黏膜；K．完整剥离病变后的创面；L．固定 ESD 切除标本；M～O．ESD 术后病理结果：（胃窦前壁近大弯 ESD 术切除标本）表浅凹陷型高 - 中分化腺癌，Lauren 分型：肠型，癌大部分位于黏膜固有层（8～16 号切片），局部浸润黏膜肌层（11～14 号切片），癌灶大小 17mm×10mm，癌周局部见重度异型腺体（5 号切片、6 号切片、17 号切片）；脉管腔内未见瘤栓；水平切缘呈萎缩性胃炎中 - 重度，肠化重度，部分肠化腺体伴核轻 - 中度异型；水平切缘（11 号切片，7mm）及垂直切缘未见癌侵及。免疫组化染色：癌细胞示 Syn（-），P53（-），C-erbB-2（3+），Ki-67>70%+，MLH-1（+），MSH-2（+），MSH-6（+），PMS-2（+）

**病例 22** 张 × × ，男，60 岁，主因"腹胀、腹痛半年余"

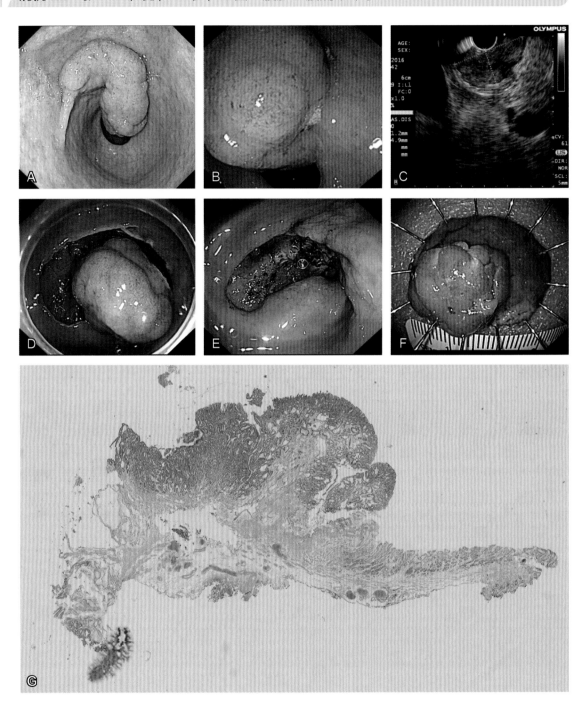

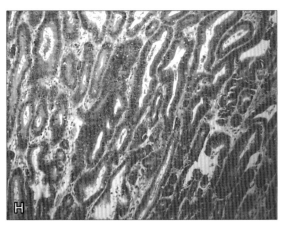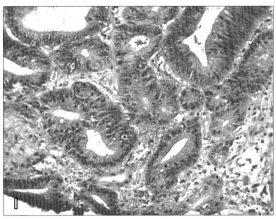

图 2-22　A、B．白光：胃窦小弯侧至幽门见一爬行生长隆起型病变，大小约 6.0cm×2.0cm×1.8cm，头端至十二指肠球部；C．EUS：病变呈混合回声，以偏高回声为主，口侧回声偏低，内有偏低至无回声区，来源于黏膜层，黏膜下层层次欠清晰，固有肌层以外层次结构完整；D．围绕息肉样病变基底部边缘环形切开黏膜层后剥离病变；E．完整剥离病变后的创面；F．固定 ESD 切除标本；G～I．ESD 术后病理结果：（胃窦 ESD 黏膜切除标本）管状绒毛状腺瘤，部分区域呈高级别上皮内瘤变（重度异型增生，局部为黏膜内癌，3～8 号切片），周围胃黏膜呈萎缩性胃炎中 - 重度，肠化中度，4 号切片、8 号切片、9 号切片切平切缘见低级别上皮内瘤变腺体，水平切缘及垂直切缘未见高级别上皮内瘤变腺体残留

**病例 23** 陈××，男，66岁，主因"间断恶心、呕吐半年余"

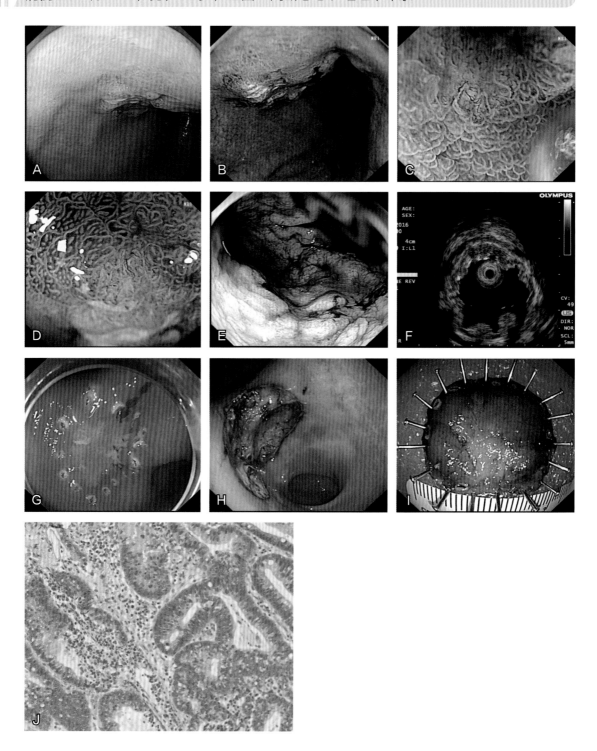

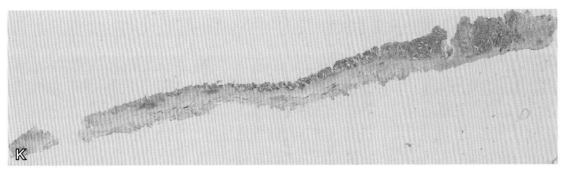

图 2-23　A. 白光：胃窦前壁近小弯侧片状黏膜，表面凹凸不平呈结节样，中央凹陷呈潮红色，局部覆有白苔；B. NBI：病变黏膜局部呈茶褐色；C、D. NBI+ME：病变边界清晰，病变微结构及微血管紊乱；E. 亚甲蓝染色后显示病变轮廓；F. EUS：病变处前两层结构融合增厚呈低回声，黏膜下层连续完整，周边未探及肿大淋巴结；G. 围绕病变外缘 2mm 处进行点标记；H. 完整剥离病变后的创面；I. 固定 ESD 切除标本；J、K. ESD 术后病理结果：（胃窦前壁近小弯侧）萎缩性胃炎中度，肠化轻度，伴部分腺体轻 - 中度不典型增生（2、3、10 号片），部分腺体呈重度不典型增生（4、5、6、7 号片），呈高级别上皮内瘤变，局部区域癌变为高分化腺癌（8、9 号片），癌组织侵及黏膜肌浅层。侧切缘及底切缘未见不典型增生组织。

**病例 24** 孙××，男，58 岁，主因"间断上腹不适 1 年余"

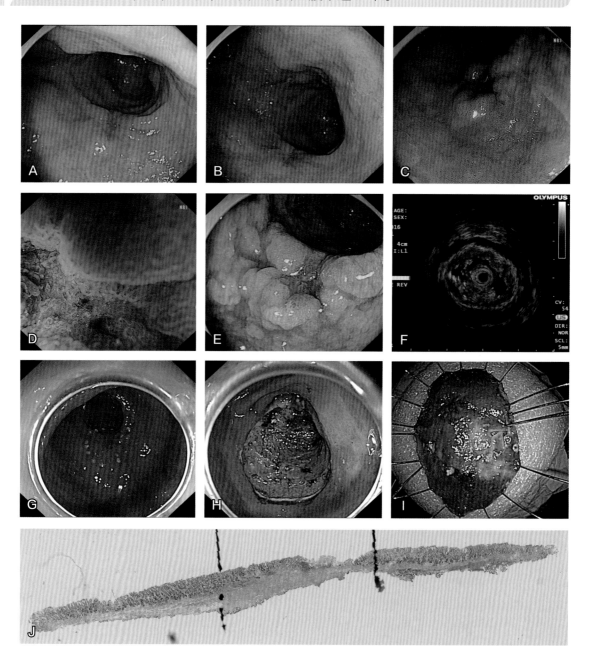

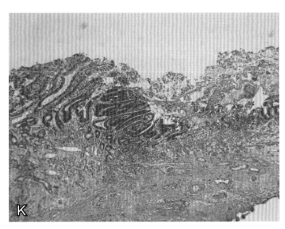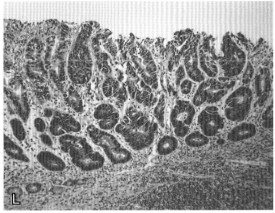

图 2-24　A、B. 白光：胃窦大弯侧见盘状隆起型病变，中央略凹陷呈潮红色，周边结节样隆起；C. NBI：病变凹陷处呈茶褐色；D. NBI+ME：病变界线清晰，微结构紊乱，局部消失，微血管局部稀疏；E. 亚甲蓝染色显示病变轮廓且凹陷处呈不染；F. EUS：病变处前两层结构融合增厚呈低回声，黏膜下层连续完整，周边未探及肿大淋巴结；G. 围绕病变外缘 2mm 处进行点标记；H. 完整剥离病变后的创面；I. 固定 ESD 切除标本；J～L. ESD 术后病理结果：（胃窦大弯侧）高中分化腺癌，癌灶面积 1.1cm×1.2cm，癌大部分局限于黏膜固有层（4～8 号切片，Ⅱa+Ⅱc 型），局部浸润黏膜肌层（6～7 号切片），表面糜烂、伴表浅溃疡（5～6 号切片）形成；脉管腔内未见瘤栓；水平切缘局部见低级别上皮内瘤变腺体（21 号切片），水平切缘（癌距水平切缘最近处 6mm，7 号切片）及垂直切缘未见癌侵及。免疫组化染色：癌细胞示 P53（-），C-erbB-2（1+），Ki-67>90%+，MLH-1（+），MSH-2（+），MSH-6（+），PMS-2（+）

**病例 25** 孙 ××，男，68 岁，主因"上腹部不适 2 年"

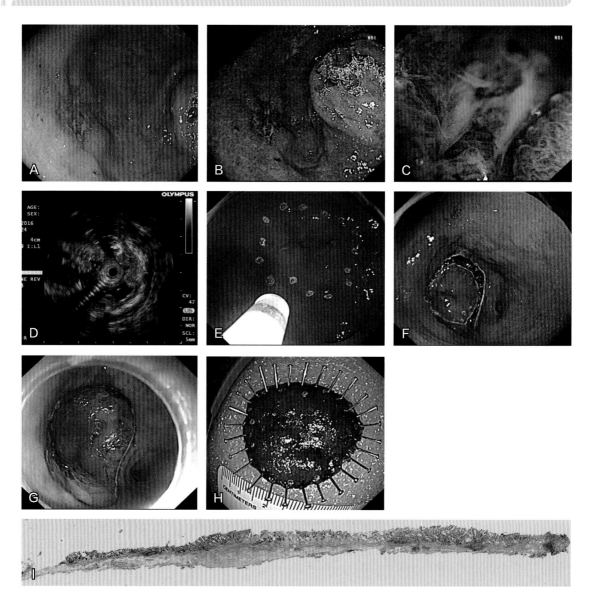

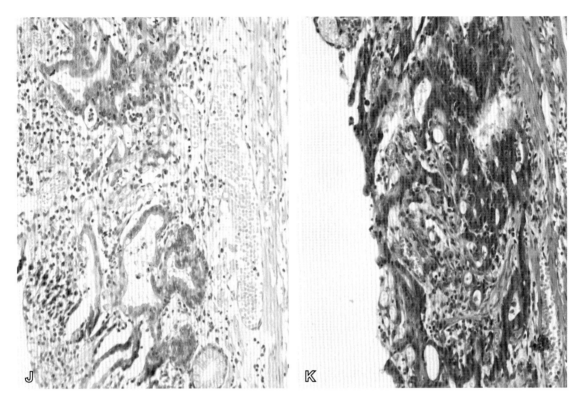

图 2-25 A. 白光：胃窦前壁见盘状黏膜隆起，表面粗糙，周边呈结节样隆起，中央略凹陷呈潮红色，局部覆有白苔；B. NBI：病变凹陷处呈茶褐色；C. NBI+ME：白苔旁见病变界线清晰，微结构紊乱，微血管增粗、扭曲；D. EUS：病变处前两层结构融合增厚呈低回声，黏膜下层连续完整，周边未探及肿大淋巴结；E、F. 围绕病变外缘 2mm 处进行点标记并在其外缘 2mm 处环周切开病变黏膜层；G. 完整剥离病变后的创面；H. 固定 ESD 切除标本；I～K. ESD 术后病理结果：（胃窦）萎缩性胃炎中度，肠化轻度，伴部分腺体不典型增生中 - 重度（4、5、8、9、10 号切片），呈高级别上皮内瘤变，局部区域癌变为高分化腺癌（6、7号切片），癌组织侵及黏膜肌浅层侧切缘及底切缘未见不典型增生组织。免疫组化染色：瘤细胞示 CK8/18示（+），Ki-67 阳性细胞数 25%，D2-40 示淋巴管（+），CD34 示小血管（+）

**病例26** 张××，男，45岁，主因"间断腹胀3年"

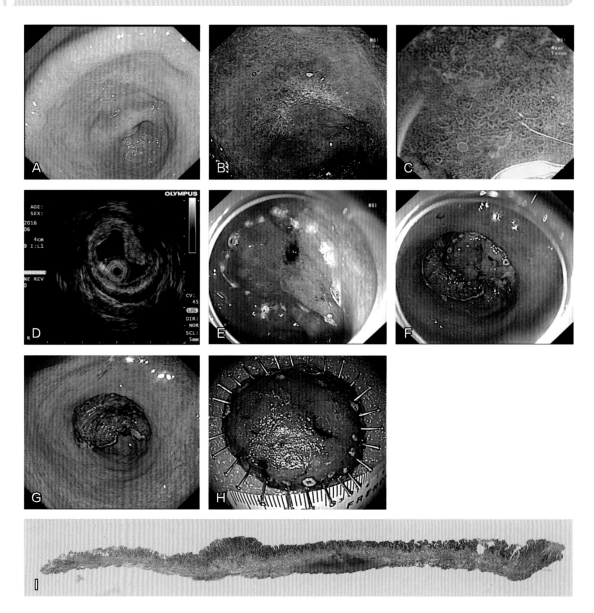

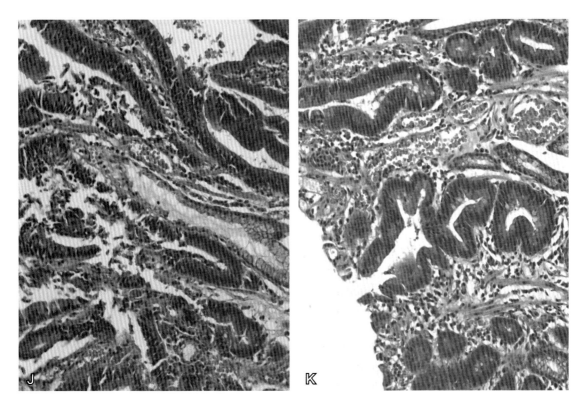

图 2-26　A. 白光：胃窦小弯侧片状黏膜略隆起，表面欠光滑，外缘黏膜呈潮红色；B. NBI：病变外缘黏膜呈茶褐色；C. NBI+ME：微结构紊乱、融合，微血管紊乱；D. EUS：病变处前两层结构融合增厚呈低回声，黏膜下层连续完整，周边未探及肿大淋巴结；E、F. 围绕病变外缘 2mm 处进行点标记并在其外缘 2mm 处环周切开病变黏膜层；G. 完整剥离病变后的创面；H. 固定 ESD 切除标本；I～K. ESD 术后病理结果：（胃窦小弯）萎缩性胃炎中度，肠化轻度，伴部分腺体不典型增生中 - 重度（7、8、9、10、11、12、13、14 号切片），局部区域癌变为高分化腺癌（4、5、6 号切片），癌组织局限于固有层内，侧切缘及底切缘未见不典型增生组织

**病例 27** 郭××，男，55 岁，主因"进食不适 1 年"

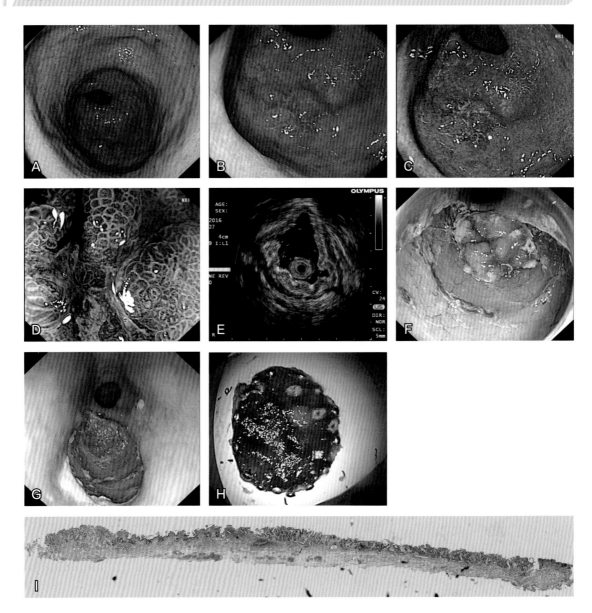

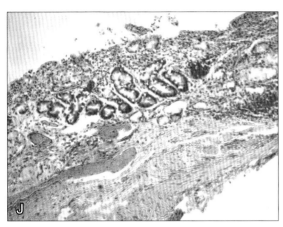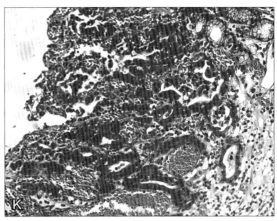

图 2-27 A、B. 白光：胃窦大弯侧近幽门见一片状黏膜隆起，表面凹凸不平，凹陷处潮红色，覆有薄白苔；C. NBI：病变凹陷处呈茶褐色；D. NBI+ME：边界线清晰，微结构及微血管紊乱；E. EUS：病变处胃壁结构层次存在，表面凹凸不平，局部增厚，部分表面呈高回声，前两层融合呈低回声，黏膜下层连续、完整，周边未探及肿大淋巴结；F. 围绕病变外缘 2mm 处进行点标记并在其外缘 2mm 处环周切开病变黏膜层后自病变口侧向肛侧剥离；G. 完整剥离病变后的创面；H. 固定 ESD 切除标本；I～K. ESD 术后病理结果：（胃窦大弯侧 ESD 术切除黏膜标本）黏膜腺体高级别上皮内瘤变（3、4、5、6、7 号切片），水平切缘及垂直切缘未见瘤变上皮累及；病变周围胃黏膜呈萎缩性胃炎中 - 重度，肠化中度，不典型增生轻度改变

**病例 28**　何××，男，38 岁，主因"上腹部不适半年"

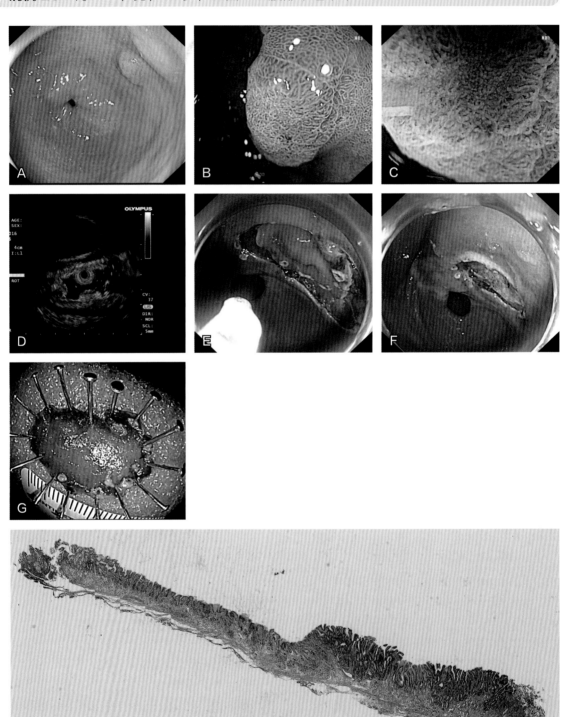

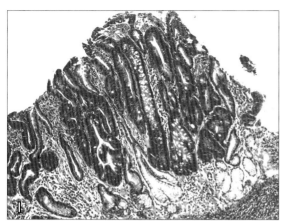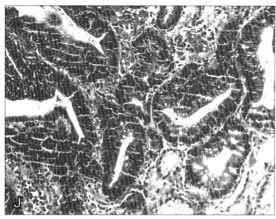

图 2-28　A. 白光：胃窦后壁处见一扁平息肉样病变、表面光滑；B、C. NBI+ME：可见病变边界线，微结构紊乱，边缘微结构融合，微血管紊乱；D. EUS：胃窦后壁息肉样病变来源于黏膜层，呈中等回声、向腔内突出，大小约 8.12mm×4.1mm，管壁层次结构完整；E. 围绕病变外缘 2mm 处进行点标记并在其外缘 2mm 处环周切开病变黏膜层；F. 完整剥离病变后的创面；G. 固定 ESD 切除标本；H～J. ESD 术后病理结果：（胃窦后壁 ESD 术切除黏膜标本）黏膜腺体高级别上皮内瘤变（7、8、9 号切片），水平切缘及垂直切缘未见瘤变上皮累及；病变周围胃黏膜呈萎缩性胃炎轻 - 中度，不典型增生轻度改变

**病例 29** 吉××，男，72岁，主因"上腹部不适2年"

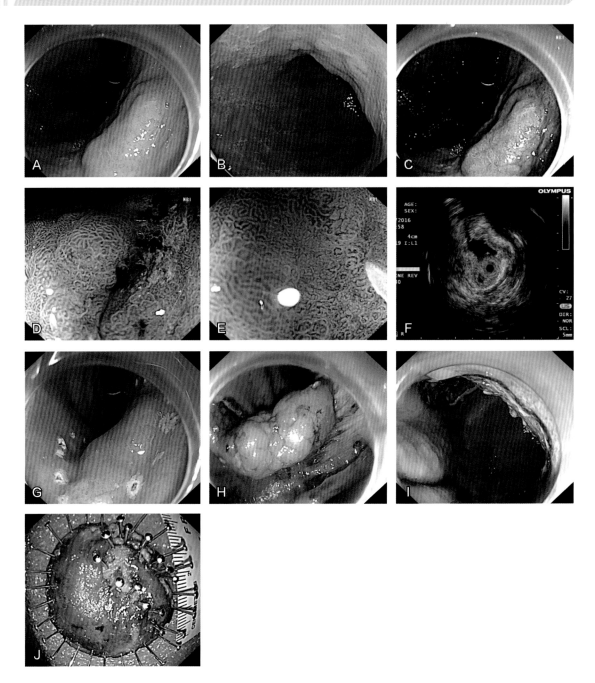

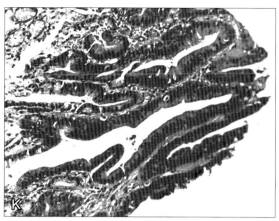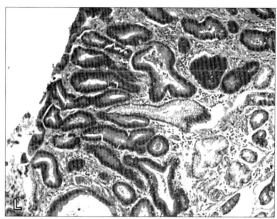

图 2-29　A、B. 白光：胃体下部小弯侧及胃角可见一隆起型病变，表面黏膜粗糙呈颗粒状，褪色改变；C. NBI：病变清晰，色泽较周边黏膜略淡；D、E. NBI+ME：边界线清晰，微结构紊乱、融合，局部消失，微血管稀疏、紊乱；F. EUS：病变处胃壁增厚，前两层结构融合呈低回声，局灶侵及黏膜下层，周边未探及明确肿大淋巴结；G、H. 围绕病变外缘 2mm 处进行点标记并在其外缘 2mm 处环周切开病变黏膜层后剥离病变；I. 完整剥离病变后的创面；J. 固定 ESD 切除标本；K、L. ESD 术后病理结果：（胃体下部小弯）高分化腺癌，周围腺体伴高级别上皮内瘤变，黏膜肌未见癌组织侵及，血管、淋巴管（-），周围侧切缘 1 号处有癌组织残留，其余侧切缘均（-），基底部（-）

**病例 30** 寇××，男，75 岁，主因"腹胀 1 年"

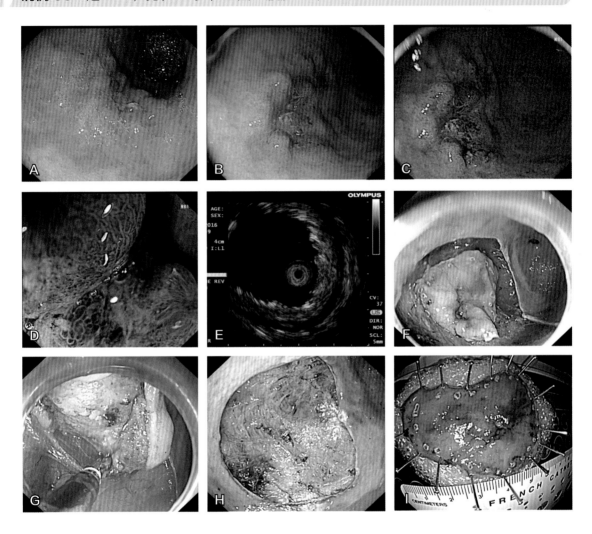

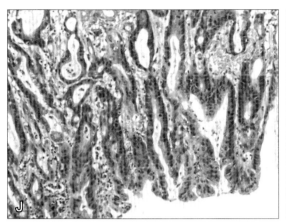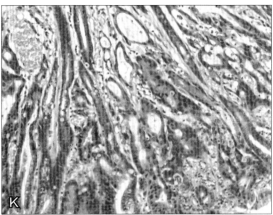

图2-30　A、B. 白光：胃窦前壁近大弯侧可见潮红色扁平隆起型病变，表面黏膜呈结节状，中央略凹陷，局部覆白苔；C. NBI：病变凹陷处黏膜呈茶褐色；D. NBI+ME：边界线清晰，微结构、微血管紊乱；E. EUS：病变处前两层结构融合增厚呈低回声，局灶侵及黏膜下层，固有肌层连续完整，周边未探及肿大淋巴结；F. 围绕病变外缘2mm处进行点标记并在其外缘2mm处环周切开病变黏膜层；G. 热活检钳电凝黏膜下裸露的大血管；H. 完整剥离病变后的创面；I. 固定ESD切除标本；J、K. ESD术后病理结果：（胃窦前壁，ESD）黏膜内高中分化腺癌（5～22号切片均见癌组织），最大径1.8cm，癌组织侵及局部黏膜肌浅层，癌周胃黏膜呈萎缩性胃炎重度，肠化中度，伴腺上皮不典型增生轻中度，四周侧切缘及底切缘未见癌组织残留，脉管腔内未见肯定的癌侵及

**病例 31** 王××，男，70岁，主因"腹胀、腹痛、烧心2年"

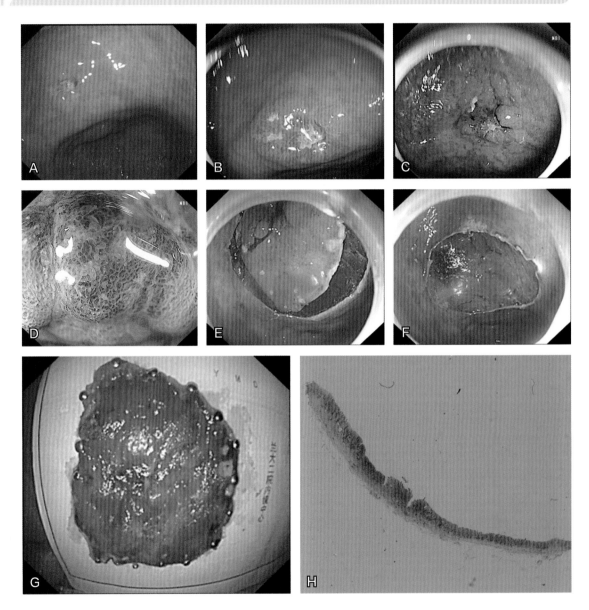

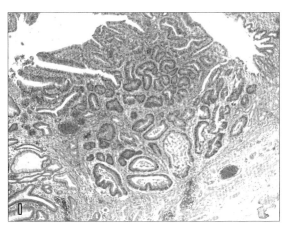

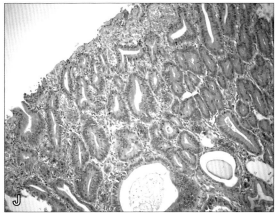

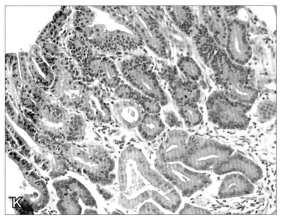

图 2-31　A．白光：胃窦小弯侧见一约 1.5cm×1.0cm 大小黏膜粗糙，略隆起，中央凹陷、溃烂；B．适度抽气后病变黏膜较前隆起明显；C．NBI：病变黏膜局部呈茶褐色；D．NBI+ME：病变部位微结构紊乱，微血管增粗，异形；E．标记点外缘 2mm 处切开病变黏膜层剥离病变黏膜；F．完整剥离病变后的创面；G．固定 ESD 切除标本；H～K.（胃窦 ESD 术切除标本）高 - 中分化腺癌（Ⅱa+Ⅱb，4～8 号切片中见癌组织），癌大部分局限于黏膜内，局灶浸润黏膜肌层，大小 1.8cm×1.4cm×0.15cm，癌灶距侧切缘最近处 0.4cm（5、6 号切片），脉管腔内未见癌栓；癌周胃黏膜呈萎缩性性胃炎中 - 重度，伴腺体低级别上皮内瘤变及中度肠化，侧切缘及底切缘未见癌侵及

**病例 32** 胡 ××，男，51 岁，主因"间断上腹部不适 2 个月余"

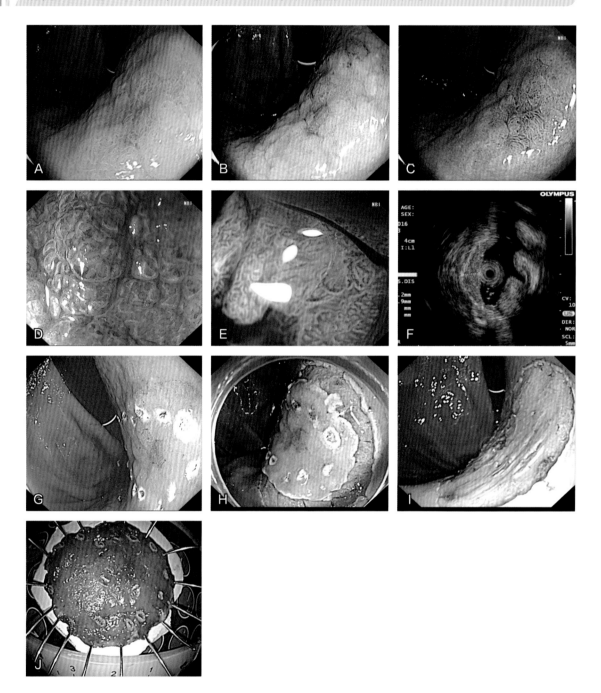

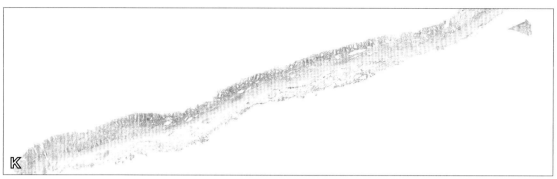

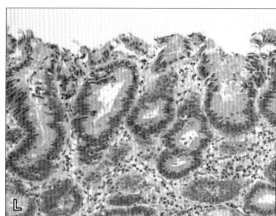

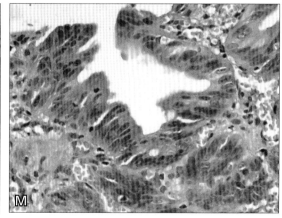

图 2-32 A．白光：胃体下部近胃角后壁可见一黏膜增生性病变，表面粗糙不平，中央凹陷；B．亚甲蓝染色勾勒病变轮廓；C．NBI 清晰显示病变呈茶褐色；D、E．NBI+ 放大：局部界线清晰，微结构不规则，WOS 分布不均匀，微血管轻度增粗、延长；F．EUS：病变处局部黏膜层增厚，呈低回声改变，病变切面约 17.2mm×4.9mm，内部回声均匀，黏膜下层连续完整；G．围绕病变外缘 2～3mm 处进行点标记；H．标记点外缘约 2mm 处切开黏膜层，剥离病变；I．完整剥离病变后的创面；J．固定 ESD 切除标本；K～M．ESD 术后病理结果：管状腺瘤，局部呈高级别上皮内瘤变（10、11 号切片，中 - 重度异型增生），病变周围胃黏膜呈萎缩性胃炎中 - 重度，伴腺体重度肠化，部分肠化腺体核轻度异型；水平切缘及垂直切缘未见瘤变上皮累及

**病例33** 杨××，男，61岁，主因"间断腹痛、腹胀1年"

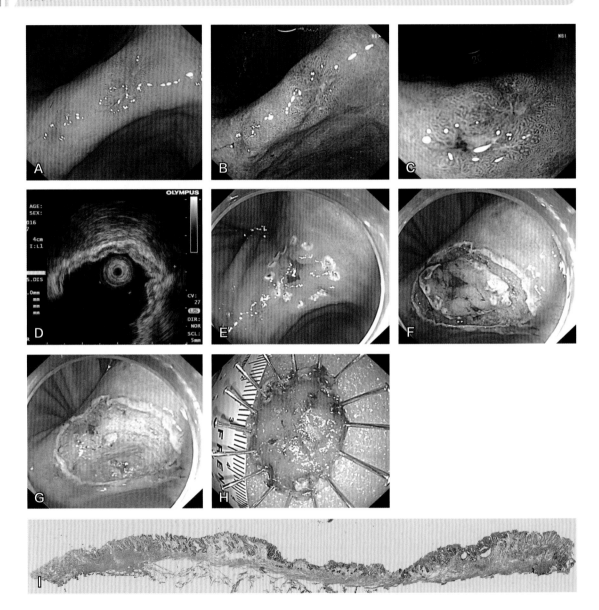

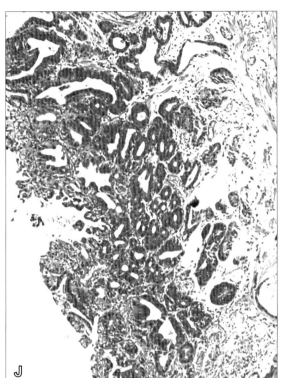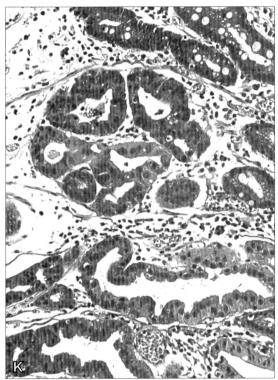

图 2-33 A. 白光：胃角近后壁见一片状黏膜表面粗糙，局部糜烂；B. NBI 显示病变呈淡茶褐色；C. NBI+
放大：糜烂灶周边微结构及微血管紊乱，局部界线清晰；D. EUS：病变处黏膜层次清晰存在，局部黏膜轻
度增厚，内部回声尚均匀，黏膜下层连续完整；E. 围绕病变外缘 2～3mm 处进行点标记；F. 标记点外缘
约 2mm 处切开黏膜层；G. 完整剥离病变后的创面；H. 固定 ESD 切除标本；I～K. ESD 术后病理结果：(胃
角）萎缩性胃炎中度，肠化轻度，伴部分腺体不典型增生重度（4 号切片），呈高级别上皮内瘤变，局部区域
癌变为中分化腺癌（5、6、7 号切片），癌组织侵及黏膜肌浅层，侧切缘及底切缘未见不典型增生组织

**病例34** 赵××，男，56岁，主因"间断上腹部不适半年"

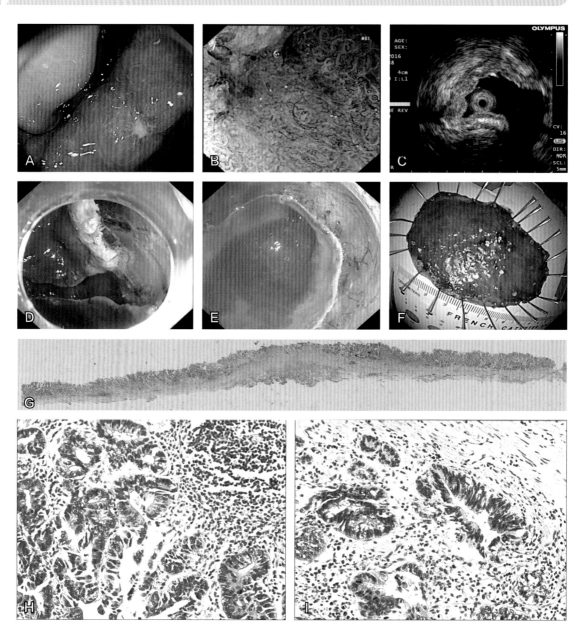

图2-34 A．白光：胃角一片状黏膜略隆起、粗糙，中央溃烂覆有白苔；B．NBI+放大：病变界线清晰，微结构紊乱，部分消失，微血管扭曲，相互交织；C．EUS：病变处前两层结构融合，呈低回声，黏膜下层连续完整；D．围绕病变外缘2～3mm处进行点标记，在其外缘约2mm处切开黏膜层；E．完整剥离病变后的创面；F．固定ESD切除标本；G～I．病理结果：（胃角）萎缩性胃炎中度，肠化轻度，伴部分腺体不典型增生重度（40号切片），呈高级别上皮内瘤变，局部区域癌变为高分化腺癌（36号切片），癌组织侵及黏膜肌浅层侧切缘及底切缘未见不典型增生组织。免疫组化染色：瘤细胞示CK8/18示（+），Ki-67阳性细胞数35%；D2-40示淋巴管（+），CD34示小血管（+）

**病例35**　梁××，男，36岁，主因"间断腹部不适4个月余"

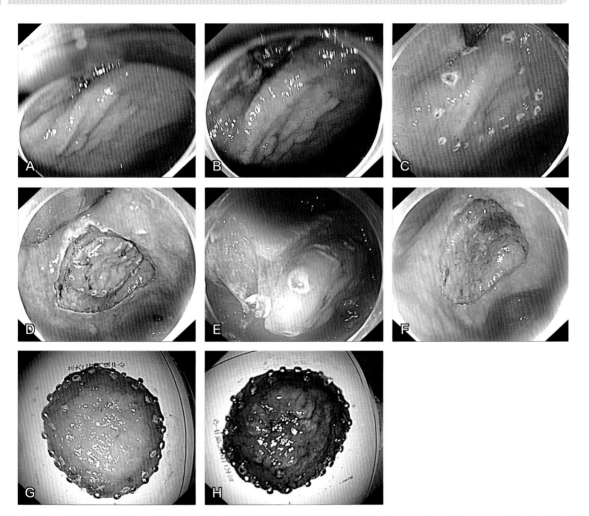

图 2-35　A．白光：胃窦小弯近胃角可见一约 2.7cm×3.0cm 大小表浅隆起性病变，表面粗糙、色白，界线清晰；B．NBI 清晰显示病变，病变边界清晰，较周边黏膜茶褐色浅；C．围绕病变外缘 2mm 处进行点标记；D、E．标记点外缘约 2mm 处切开黏膜层，用 IT 刀剥离病变；F．完整剥离病变后的创面；G．固定 ESD 切除标本；H．离体标本用亚甲蓝染色清晰显示病变轮廓

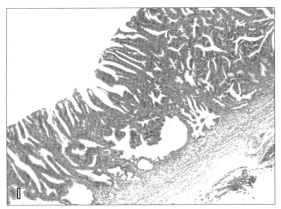

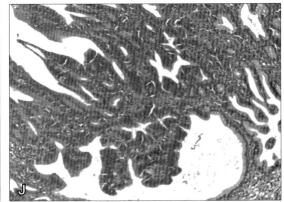

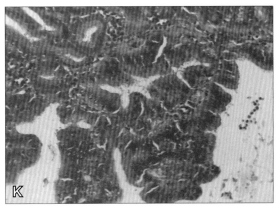

图 2-35（续） I ～ K. ESD 术后病理结果：绒毛状管状腺瘤，局部呈高级别上皮内瘤变（中 - 重度异型增生，5 ～ 10 号切片），周围胃黏膜呈萎缩性胃炎中 - 重度，伴腺体重度肠化，部分肠化腺体核轻度异型；水平切缘及垂直切缘未见瘤变上皮累及

## 病例 36　石××，男，69岁，主因"间断上腹部不适 8 个月余"

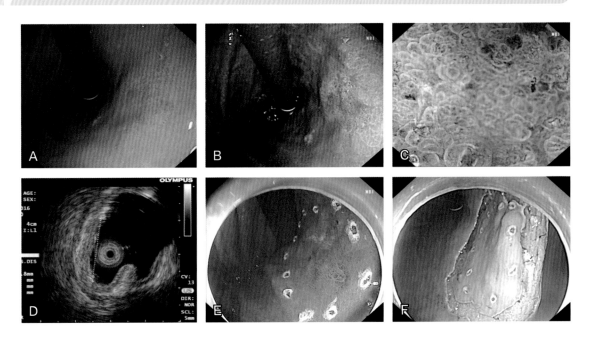

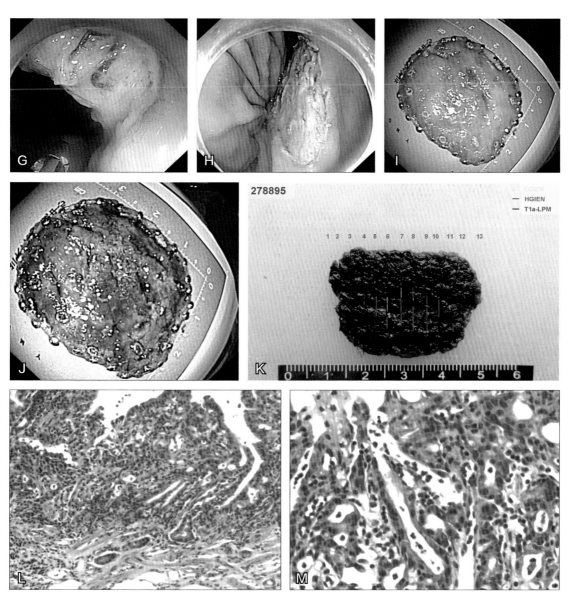

图 2-36 A. 白光：初次检查胃体下部小弯侧近胃角可见一不规则片状黏膜表面粗糙呈颗粒样，质脆触之易出血；B. NBI 见病变呈茶褐色；C. NBI+ 放大：病变界线清晰，微结构及微血管紊乱；D. EUS：病变前两层结构融合呈低回声，黏膜下层连续完整，周边未探及明确肿大淋巴结；E. 整体评估后行内镜下治疗：围绕病变外缘 2mm 处进行点标记；F. 标记点外缘约 2mm 处切开黏膜层；G. 热活检钳处理黏膜下血管；H. 完整剥离病变后的创面；I. 固定 ESD 切除标本；J. 离体标本用亚甲蓝染色清晰显示病变轮廓；K. ESD 术后标本还原图；L、M. ESD 术后病理结果：（胃体小弯侧近胃角 ESD 黏膜切除术标本）中 - 低分化腺癌，癌侵犯黏膜固有层（T1a-LPM，Ⅱa+Ⅱc），脉管腔内未见瘤栓；癌周胃黏膜呈萎缩性胃炎轻度；癌距水平切缘最近处达 0.4cm（11 号切片），水平切缘及垂直切缘未见癌侵及（0-Ⅱa+Ⅱc，23mm×13mm，T1a-LPM，ly0，v0，LM-，VM-）

**病例 37**　成××，男，63岁，主因"间断上腹部胀痛半年"

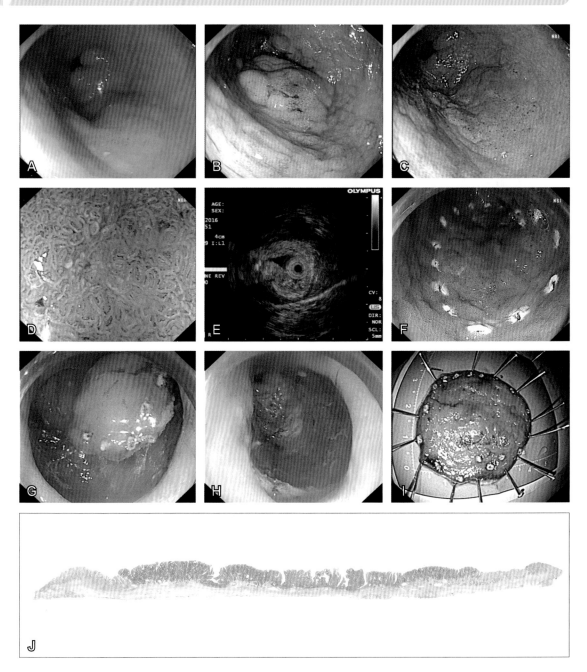

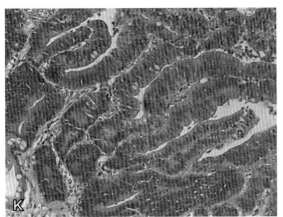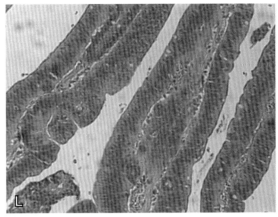

图 2-37  A. 白光：胃窦大弯侧可见 3cm×5cm 扁平隆起型病变，呈褪色改变；B. 亚甲蓝染色并略抽气后见病变较前隆起明显，柔软度可，轮廓清晰；C. NBI 清晰显示病变，病变表面欠光滑，散在针尖样茶褐色区域；D. NBI+ 放大：腺管结构存在，微血管消失；E. EUS：胃窦大弯侧病变处黏膜层增厚呈低回声，黏膜下层连续完整，周边未探及肿大淋巴结；F. 围绕病变外缘 2～3mm 处进行点标记；G. 标记点外缘约 2mm 切开黏膜层，剥离病变；H. 完整剥离病变后的创面；I. 固定 ESD 切除标本；J～L. ESD 术后病理结果：管状绒毛状腺瘤，伴高级别上皮内瘤变（腺体中 - 重度异型增生，6～11 号切片部分区域按日本标准已达黏膜内癌），脉管腔内未见瘤栓，水平切缘及垂直切缘未见瘤变上皮累及；病灶周围胃黏膜呈萎缩性胃炎中 - 重度，伴腺体重度肠化，部分肠化腺体核轻度异型

**病例 38** 刘××，男，67 岁，主因"反食伴咽部异物感 2 个月"

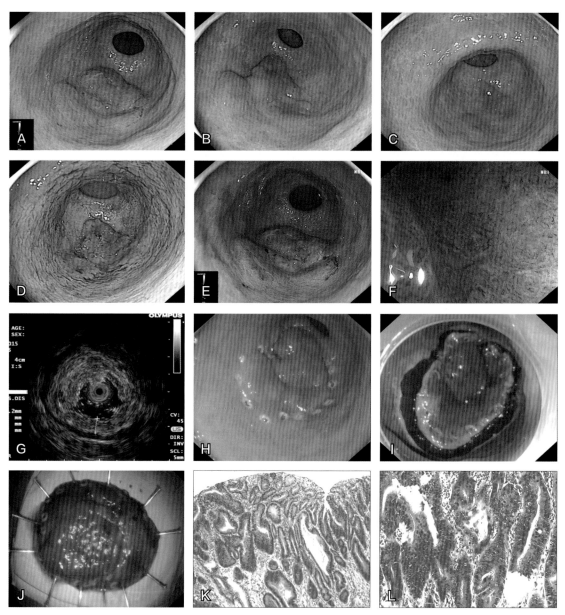

图 2-38　A～C. 白光：胃窦大弯侧见隆起型病变黏膜，表面凹凸不平，注气下病变逐渐平展，柔软度可；D. 亚甲蓝染色勾勒出病变轮廓；E. NBI 清晰显示病变，病变表面部分区域呈茶褐色；F. NBI+ 放大：病变界线清晰，局灶腺体结构消失，大部分病变处可见延长迂曲黏膜下血管；G. EUS：病变处胃壁增厚，前两层结构融合，呈低回声，黏膜下层连续完整，周边未探及明确肿大淋巴结；H. 围绕病变外缘 2mm 处进行点标记；I. 标记点外缘 2mm 处切开病变黏膜层剥离病变黏膜；J. 固定 ESD 切除标本；K、L. ESD 术后病理结果：标本大小 4cm×3.5cm×0.4cm，光镜下示取材深达黏膜下层，胃窦黏膜高级别上皮内瘤变，周围黏膜呈萎缩性胃炎中度，肠化轻度改变，四周切缘及底切缘未见异形细胞

**病例39**　唐××，男，62岁，主因"反酸4年，腹痛1周"

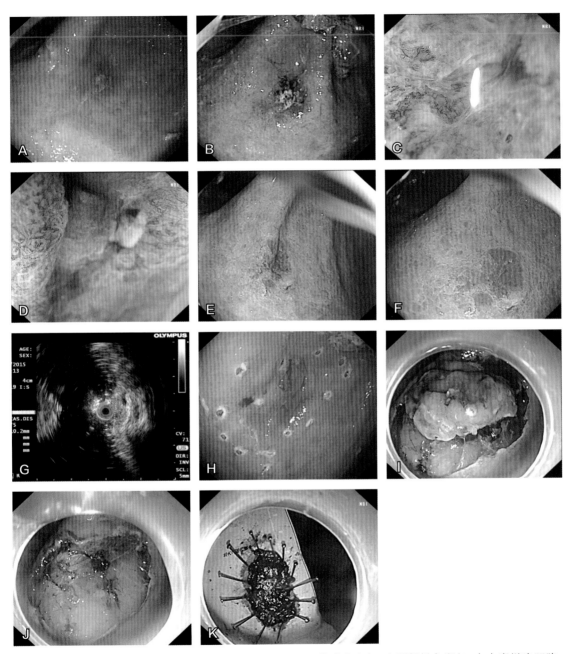

图2-39　A. 白光：胃窦小弯侧近胃角一约1.2cm×1.0cm黏膜略隆起，表面粗糙色潮红，中央糜烂略凹陷；B. NBI观察见病变呈茶褐色；C、D. NBI+放大：糜烂处病变表面微结构紊乱，局灶消失，微血管扩张、扭曲；E、F. 醋酸染色见病变部位发红；G. EUS：胃窦前壁病变处胃壁略增厚，病变来源于黏膜层，低回声，前两层结构融合增厚，黏膜下层连续完整，周边未探及肿大淋巴结；H. 围绕病变外缘2mm处进行点标记；I. 标记点外缘2mm处切开病变黏膜层剥离病变黏膜；J. 完整剥离病变后的创面；K. 固定ESD切除标本；

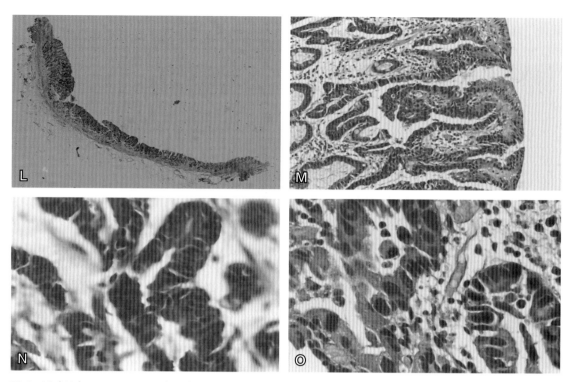

图2-39（续） L～O. ESD术后病理结果：胃黏膜高级别上皮内瘤变，周边胃黏膜呈慢性萎缩性胃炎重度，伴肠化轻度，伴急性炎症活动，切缘未见瘤变组织

**病例40** 王××，女，74岁，主因"剑突下胀痛50天"

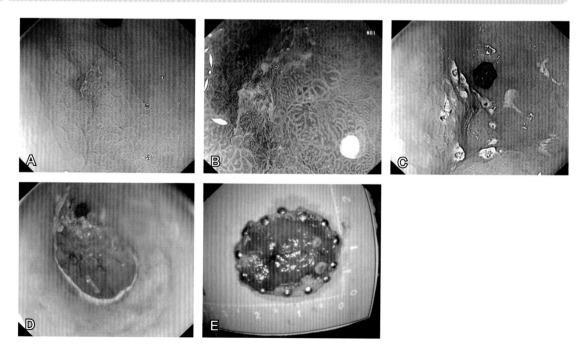

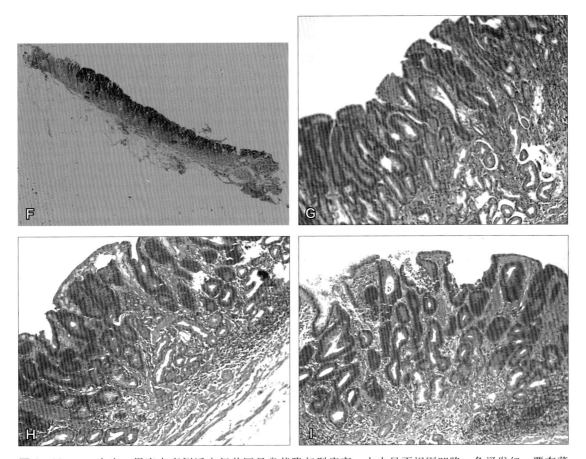

图 2-40　A．白光：胃窦大弯侧近幽门前区见盘状隆起型病变，中央呈不规则凹陷，色泽发红，覆有薄白苔；B．NBI+ 放大：凹陷处病变界线清晰，病变部位微结构紊乱；C．围绕病变外缘 2mm 处进行点标记；D．完整剥离病变后的创面；E．固定 ESD 切除标本；F～I．ESD 术后病理结果：（胃窦）黏膜中 - 重度非典型增生，病变未累及黏膜肌，病变周围胃黏膜呈萎缩性胃炎中度，肠化轻度改变

**病例 41** 赵××，女，57岁，主因"上腹痛1年，空腹时加重"

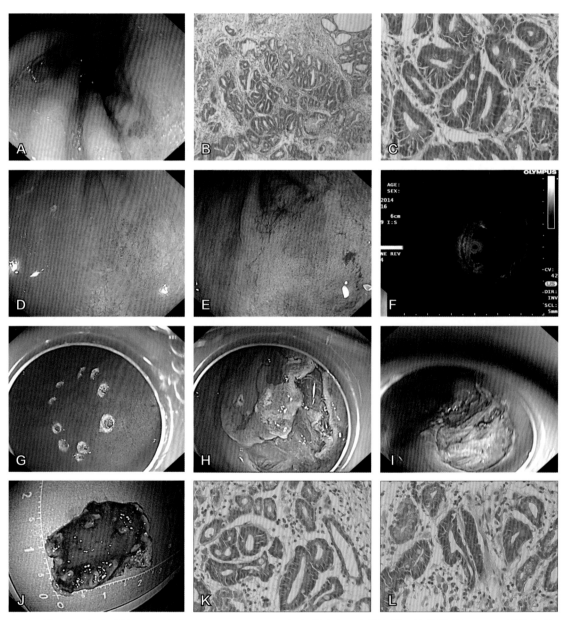

图 2-41 A．白光：胃体小弯侧见一约 0.2cm×0.2cm 红斑样病变，表面光滑，边界清晰；B、C．活检病理：黏膜高级别上皮内瘤变（腺体中‑重度不典型增生）；D．二次胃镜检查，见原病灶处有活检痕迹，黏膜略粗糙；E．亚甲蓝染色勾勒病变轮廓；F．EUS：病变处黏膜增厚，病变来源于黏膜层呈低回声，侵及黏膜肌层、黏膜下层连续完整，周边未探及肿大淋巴结；G．NBI 下围绕病变外缘 2mm 处进行点标记；H．标记点外缘 2mm 处切开病变黏膜层剥离病变黏膜；I．完整剥离病变后的创面；J．固定 ESD 切除标本；K、L．ESD 术后病理结果：（胃体小弯侧）萎缩性胃炎中‑重度，伴腺体中‑重度不典型增生及中度肠化，局部癌变为高分化腺癌（5、6、7 号切片），癌局限于固有层，一侧切缘见轻度不典型增生腺体，四周切缘及底切缘未见癌侵及

**病例 42** 赵××，男，64 岁，主因"间断上腹部不适半年余"

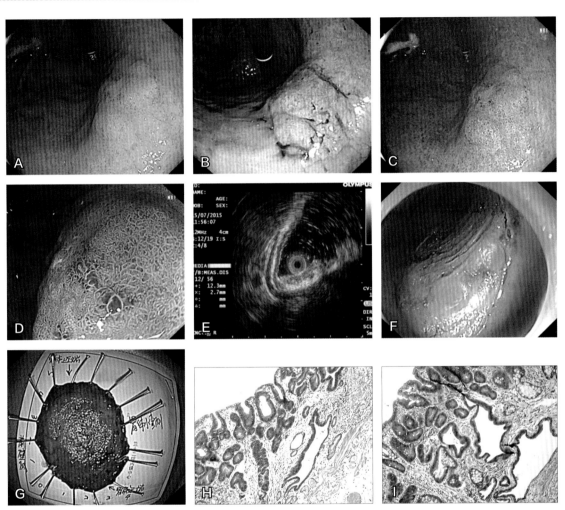

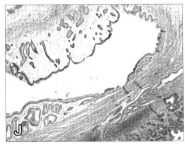

图 2-42 A. 白光:胃体小弯侧近胃角见一约 2.0cm×2.0cm 隆起性病变，表面欠光滑，色泽同周边黏膜；B. 亚甲蓝染色勾勒病变轮廓；C. NBI 见病变黏膜表面散在茶色区；D. NBI+ 放大见茶色区微结构紊乱，血管粗大；E. EUS:胃壁层次结构清晰，病变处黏膜增厚，黏膜下层完整；F. 完整剥离病变后的创面；G. 固定 ESD 切除标本；H～J. ESD 术后病理结果:(胃体小弯侧近前壁 ESD 切除标本)灰白灰红色不规则黏膜组织一块，大小 4.8cm×3.7cm×0.2cm，黏膜中央见一大小 3.2cm×2.5cm 的黏膜粗糙区。①扁平腺瘤（3～11 号切片），部分腺体恶变为高分化腺癌（8～10 号切片），癌局限于黏膜内，脉管腔内未见瘤栓；腺瘤周围胃黏膜呈萎缩性胃炎中度，肠化轻度改变；侧切缘及底切缘未见癌侵及，腺瘤距离侧切缘最近处 0.5cm。②深在性囊性胃炎（7～10 号切片）

**病例 43** 边××，男，36 岁，主因"上腹部不适 4 个月，剑突下为著"

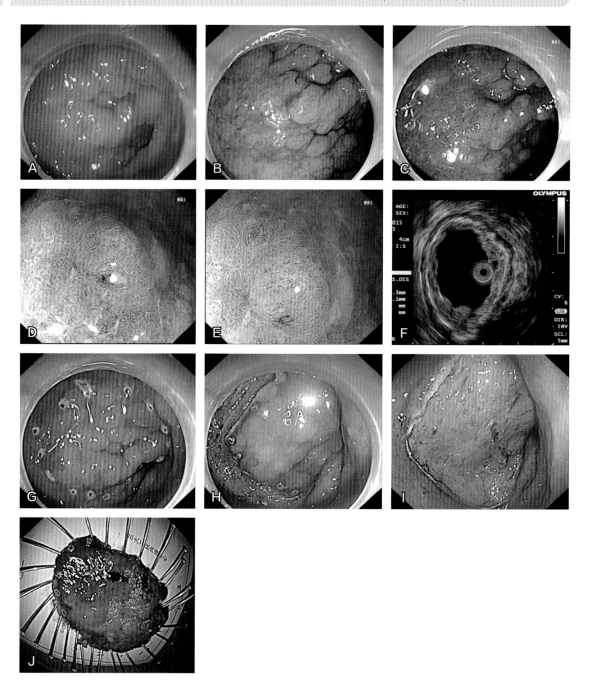

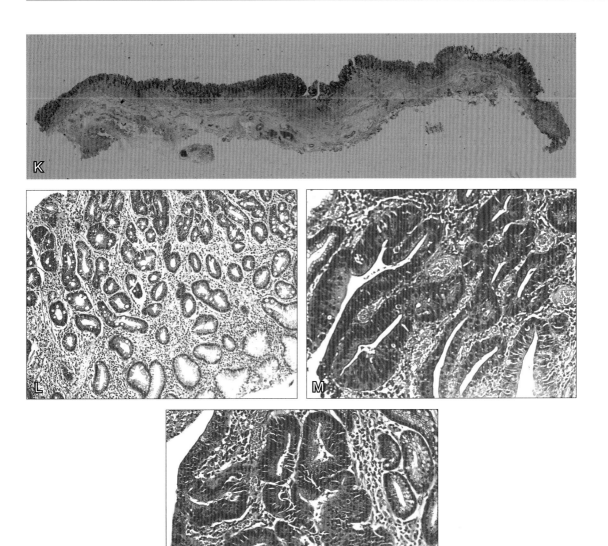

图2-43　A．白光：胃窦前壁片状黏膜粗糙，表面凹凸不平，色泽同周边黏膜，界线不清；B．亚甲蓝染色勾勒病变轮廓；C．NBI见病变黏膜凹陷处散在茶色区；D、E．NBI+放大见边界线，病变部位边界线清晰，见微结构紊乱，微血管异形；F．EUS：病变处黏膜层增厚，呈低回声，局部侵及黏膜肌层，黏膜下层完整，病变截径约12.3mm，壁外未见肿大淋巴结；G．围绕病变外缘2mm处进行点标记；H．标记点外缘2mm处切开病变黏膜层剥离病变黏膜；I．完整剥离病变后的创面；J．固定ESD切除标本；K～N．ESD术后病理结果：（胃窦ESD术切除标本）ESD术切除标本1块，大小4.3cm×3.4cm×0.3cm，共取材18块，光镜下示取材深达黏膜下层，胃窦黏膜腺体高级别上皮内瘤变，周围黏膜呈萎缩性胃炎中‑重度，肠化中度，不典型增生轻‑中度改变，四周切缘及底切缘未见瘤变组织残留

**病例44** 藏××，男，70岁，主因"间断腹部胀痛2个月"

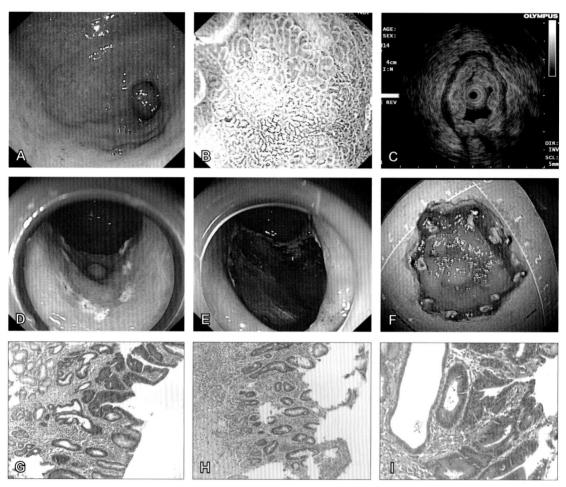

图2-44 A．白光：胃窦大弯侧见片状黏膜略隆起，表面凹凸不平中央呈结节样隆起，色泽同周边黏膜，结节样隆起周边凹陷，凹陷处色泽发红；B．NBI近景观察部分微结构及微血管异形；C．EUS：病变处胃壁结构清晰完整，黏膜层增厚呈低回声，黏膜下层连续完整，周边未探及肿大淋巴结；D．围绕病变外缘2mm处进行点标记；E．完整剥离病变后的创面；F．固定ESD切除标本；G～I．ESD术后病理结果：（胃窦）黏膜中-重度不典型增生（高级别上皮内瘤变），周围切缘及基底部未见病变累及

**病例 45** 马××，男，47 岁，主因"间断上腹痛 3 个月，进食后加重，伴黑粪"

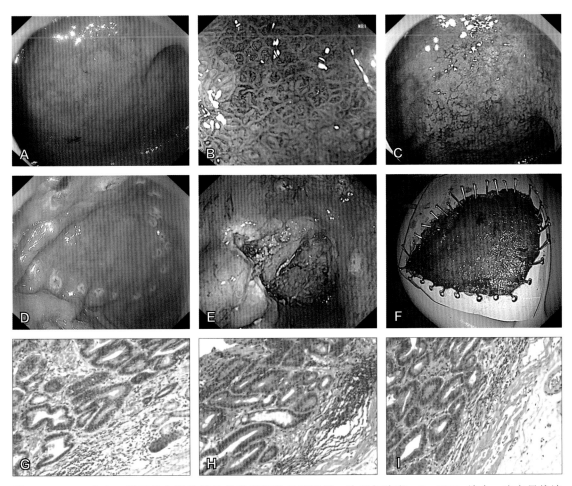

图 2-45 A．白光：胃窦体交界前壁片状黏膜粗糙呈花斑样，边界欠清晰；B．NBI+ 放大：病变界线清晰，微结构紊乱，微血管扩张，扭曲；C．亚甲蓝染色勾勒病变边界；D．围绕病变外缘 2mm 处进行点标记；E．完整剥离病变后的创面；F．固定 ESD 切除标本；G～I．ESD 术后病理结果：（胃窦体交界 ESD 术切除标本，1 块，大小 6cm×4cm×0.2cm，取材 25 块）高级别上皮内瘤变，大小约 1.4cm×0.5cm，周边黏膜呈萎缩性胃炎中度，肠化中度改变，四周切缘及底切缘未见瘤变上皮

**病例46** 藏××，男，70岁，主因"间断腹部胀痛2个月"

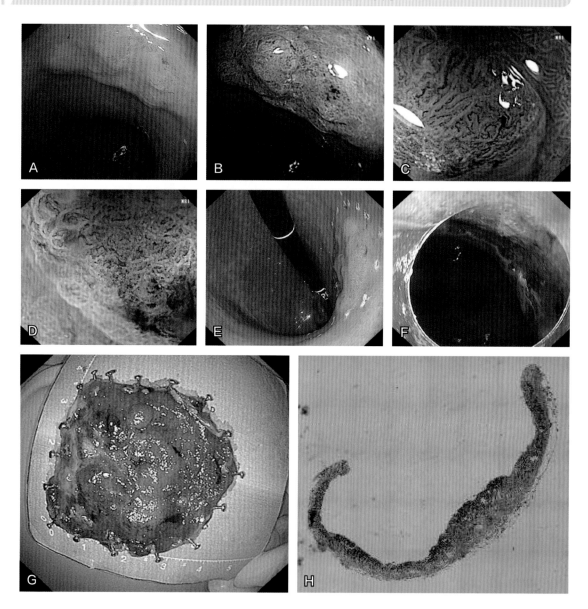

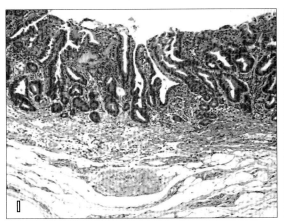

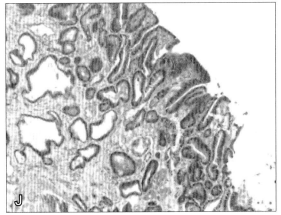

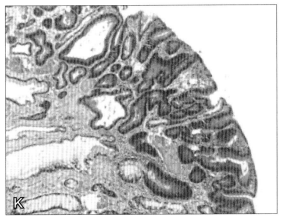

图 2-46 A. 白光：胃体小弯侧片状黏膜略隆起，表面呈结节样凹凸不平，色泽较周边黏膜略褪色；B. NBI：病变表面呈结节样，局部茶褐色明显；C、D. NBI+ 放大：界线清晰，病变处微结构紊乱，微血管粗大，扭曲；E. 围绕病变外缘 2mm 处进行点标记；F. 完整剥离病变后的创面；G. 固定 ESD 切除标本；H～K. ESD 术后病理结果：（胃体小弯侧近胃角后壁 ESD 术标本）胃黏膜腺上皮高级别上皮内瘤变，最大径约 1.4cm，周边黏膜呈慢性萎缩性胃炎重度，肠化中度改变，四周切缘及底切缘未见瘤变上皮

**病例 47** 詹××，男，60 岁，主因"间断上腹胀 3 个月"

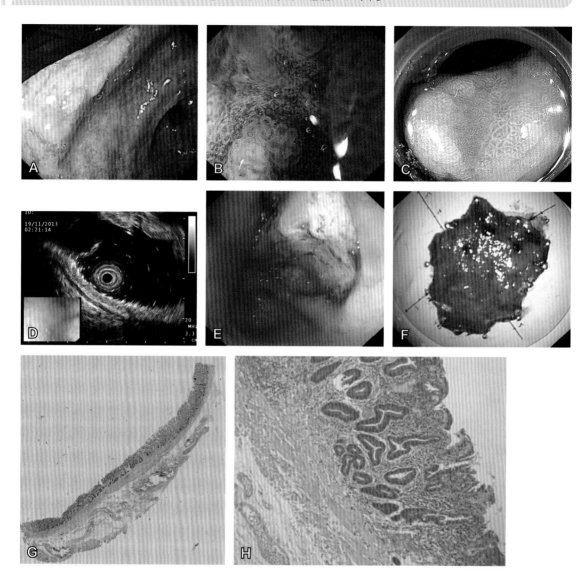

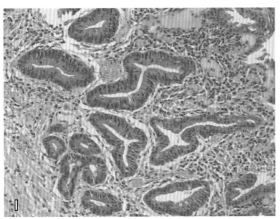
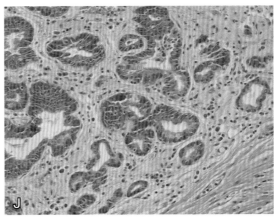

图 2-47　A．白光：胃角黏膜呈地图样，尤以近后壁处为甚，该处黏膜粗糙呈颗粒样；B．NBI+ 放大：病变部位界线清晰，微结构可，部分微血管略异形；C．亚甲蓝染色勾勒病变轮廓；D．EUS：胃角病变处病变来源于黏膜层，低回声，黏膜下层、固有肌层、浆膜层连续、完整；E．完整剥离病变后的创面；F．固定 ESD 切除标本；G～J．ESD 术后病理结果：（胃角 ESD 术切除标本）黏膜低级别上皮内瘤变，局部区域呈高级别上皮内瘤变改变，周围胃黏膜呈萎缩性胃炎重度，肠化重度，四周切缘及底切缘未见瘤变组织

**病例48** 张××，男，59岁，主因"反酸、烧心、嗳气8年"

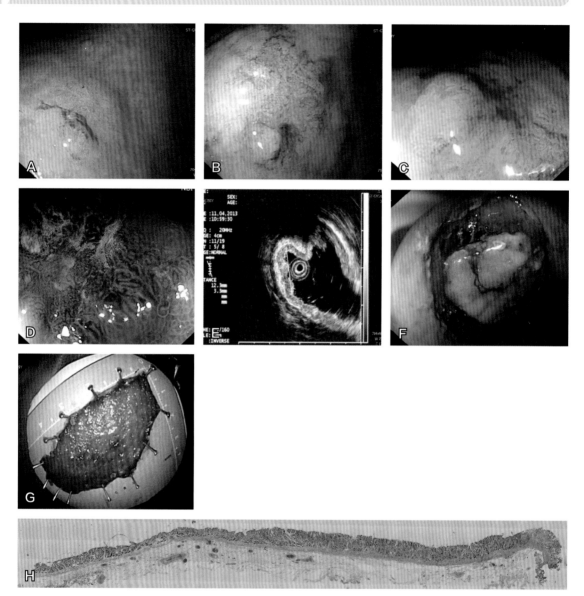

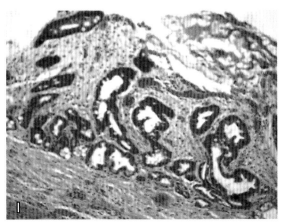
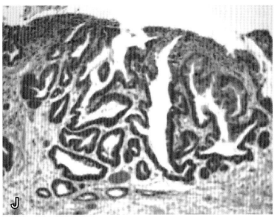
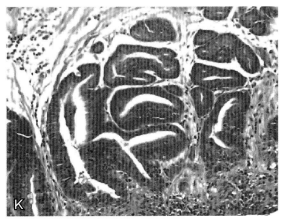

图 2-48　A. 白光：胃角近前壁见一片状黏膜略隆起，表面粗糙，局部糜烂，中央凹陷；B. 亚甲蓝染色勾勒病变轮廓；C. 白光近距离观察病变见微结构欠清晰；D. NBI ＋放大见病变界线清晰，病变处微结构紊乱，微血管扭曲，局部呈网格状；E. EUS：病变处胃壁增厚，以胃黏膜层增厚为主，局部区域前两层相互融合，黏膜下层完整；超声探测范围内未见明显肿大淋巴结；F. 标记点外缘 2mm 处切开病变黏膜层剥离病变黏膜；G. 固定 ESD 切除标本；H～K. ESD 术后病理结果：（胃角）萎缩性胃炎中 - 重度，肠化中度，部分黏膜腺体伴高级别上皮内瘤变；四周切缘干净，腺上皮未见明显异型增生

病例 49　白 ×，男，49 岁，主因"间断腹胀 2 年伴消瘦、食欲下降"

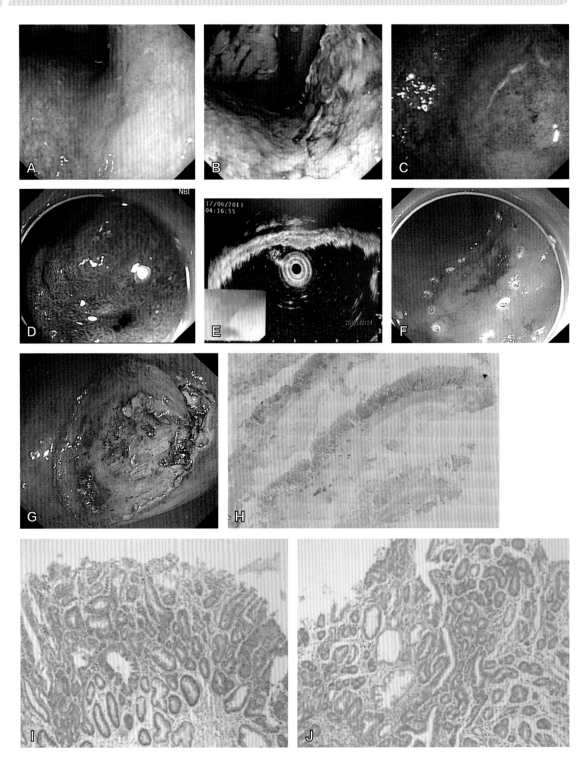

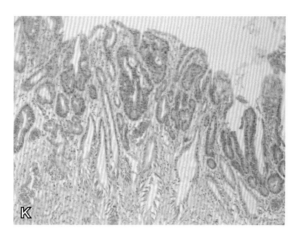

图 2-49　A．白光：胃体小弯侧近下部可见一 1.5cm×1.0cm 大小病变，中央凹陷，周边不规则轻度隆起，表面略发红；B．亚甲蓝染色勾勒病变轮廓；C．NBI：病变黏膜局部呈茶褐色；D．NBI 近距离见局部微血管不规则；E．EUS：病变处胃壁增厚，以胃黏膜层增厚为主，黏膜下层完整；超声探测范围内未见明显肿大淋巴结；F．围绕病变外缘 2mm 处进行点标记；G．完整剥离病变后的创面；H～K．ESD 术后病理结果：（胃体，ESD 术切除）高 - 中分化腺癌，癌组织侵及黏膜肌，未突破黏膜肌，神经、脉管未见肯定累及，四周切缘及基底部未见癌组织累及，免疫组化染色：瘤细胞示 C-erbB-2（3+）